CONFLUENCES
Méditerranée

REVUE TRIMESTRIELLE

128

PRINTEMPS
2024

ÉDITIONS L'HARMATTAN

Confluences Méditerranée est une revue internationale créée en 1991 dont l'ambition est d'aborder les grandes questions politiques, géopolitiques, économiques et culturelles qui concernent les peuples et les sociétés du bassin méditerranéen et du Moyen-Orient. Chaque trimestre, elle publie un dossier thématique d'une quinzaine d'articles rédigés par les spécialistes du sujet, en donnant toute leur place aux jeunes chercheurs. Chaque numéro compte aussi un varia de un à trois articles qui permettent ainsi de publier des recherches de qualité sur des sujets qui ne font pas l'objet de dossiers.

Les membres du comité de rédaction ont choisi cette orientation parce qu'ils sont convaincus que le dialogue est une philosophie de l'action politique. Ni l'ampleur des divergences, ni la gravité des oppositions ne doivent empêcher que soient patiemment recherchées les possibilités de confluences.

Cet attachement au dialogue et à la confrontation des idées vient de la conviction que seul le dialogue peut permettre de construire durablement de nouvelles formes de configurations politiques, à la fois équilibrées et fécondes.

La création de cette revue à vocation internationale apparaît comme une contribution à l'ouverture d'un indispensable espace de confrontations des analyses et des opinions sur les problèmes qui façonneront l'avenir de cette région.

www.confluences-mediterranee.com

Dans ce site, consultez tous les numéros de la revue depuis sa création en 1991.

Normes pour les envois de manuscrits

Les textes soumis à la rédaction doivent lui être adressés par mail à l'adresse suivante contact@confluences-mediterranee.com. Ils doivent comporter un titre, un chapeau de présentation de l'article et des sous-titres. Les notes doivent figurer en fin d'article et doivent suivre une numérotation continue pour la totalité de l'article. Les références bibliographiques doivent respecter les conventions de la norme ISO 690-2 (février 1998). Les articles ne doivent pas dépasser 25 000 signes et ils doivent être fournis avec un résumé en français de 10 lignes maximum, ainsi que 4-5 mots clés.

Nous demandons que les nom et prénom des auteurs des articles proposés soient accompagnés de leur titre, de leur adresse institutionnelle et de leurs coordonnées (destinées à la seule rédaction).

Les articles et toute correspondance éditoriale sont à adresser à la rédaction de la revue.

Confluences Méditerranée - 50, rue Descartes - 75005 Paris

CONFLUENCES Méditerranée
50 rue Descartes – 75005 Paris
Site internet : www.confluences-mediterranee.com

ISSN : 1148-2664 / ISBN : 978-2-336-46382-7

128
PRINTEMPS
2024

Des systèmes de santé à la dérive

Sommaire

Variations

Notes de lecture

En couverture :
Photo : Kamel Mohanna

Jean-François Coustillière, membre très actif de la revue Confluences Méditerranée, vient de nous quitter

Quelques membres de la revue disent ici ce qu'il a représenté pour eux.

Sébastien Abis (ancien membre du comité de rédaction)

Une profonde tristesse m'empare avec la disparition de l'Amiral Jean-François Coustillière, qui fut mon premier chef, celui qui m'a ouvert le chemin de la vie professionnelle, il y a 20 ans, en me recrutant à l'Etat-major au sein du Ministère des Armées. Né à Bizerte en 1949, engagé dans la Marine Nationale pendant 36 ans avec des missions opérationnelles et de réflexion stratégique au plus haut niveau, Jean-François Coustillière a été un infatigable militant de la Méditerranée, celle qui dialogue, échange, coopère et travaille ensemble. Amoureux du brassage des cultures et des idées, il était un humaniste de tous les instants, favorisant les dynamiques de groupe avec son épouse Dominique, souvent dans l'ombre mais clef lumineuse dans sa réussite. Malgré des épreuves de santé survenues ces dernières années, il gardait intacte sa passion pour les relations internationales et pour les évolutions de cet espace méditerranéen, en s'efforçant de les décrypter et de les remettre en perspective longue. Pour ce faire, il avait créé l'Association Euromed-IHEDN, outil formidable animé depuis Toulon mais qui déployait ses activités à Marseille, Paris et dans de nombreuses villes de Méditerranée. Jean-François a toujours voulu mettre les jeunes en avant, favoriser l'émergence de nouvelles têtes et fidéliser ces rapports dans le temps. Je peux en témoigner. L'Amiral Jean-François Coustillière venait de fêter son 75e anniversaire. La France perd un serviteur, la Méditerranée perd l'un de ses plus grands défenseurs.

Robert Bistolfi

Lorsqu'il nous a rejoints à Confluences Méditerranée, Jean-François Coustillière venait d'un univers professionnel – la marine nationale où il avait exercé des fonctions de haut commandement – assez éloigné a priori du champ où nous opérions. En fait, avec *JFC Conseil* qu'il avait créé en quittant les forces armées, il était déjà intervenu de multiples façons – en publications, en formations, en expertises... – dans le champ très divers des questions méditerranéennes. Son intégration dans l'équipe de Confluences s'est faite très naturellement. Sur certains sujets, nous pouvions avoir des sensibilités différentes, mais ce qui était frappant chez lui c'était une grande honnêteté intellectuelle, associée à une capacité d'écoute de l'autre peu fréquente. En songeant à notre compagnonnage à Confluences, je dois immédiatement ajouter une pensée pour son épouse Dominique, son soutien et notre amie.

Pierre Blanc

Jean-François a repris la grande mer en nous laissant tristes de son départ. Le chagrin est à la mesure des liens que nous avons créés au cours de notre compagnonnage. Dans sa longue vie faite de plusieurs, je n'ai pourtant rencontré Jean-François qu'à la fin de son parcours professionnel. Autant dire que beaucoup de sa vie m'a échappé. Mais l'intensité d'un lien n'attend pas le nombre des années. Durant les deux dernières décennies d'une existence si débordante d'activités, j'ai eu le temps de prendre la mesure de l'homme. Partiellement sans doute, tant il restait étonnant. Jean-François était ardent d'une envie insatiable de savoir et de comprendre, amical d'une amitié qui assume la dissemblance et la divergence, épris d'une liberté qui répugne aux idées toutes faites, chercheur de vérité qui sait la construire avec d'autres, travailleur qui ne sait pas ce qu'épuisement veut dire, humaniste qui fait de ce mot une éthique engagée. Beaucoup de souvenirs partagés demeurent aussi, sérieux et parfois très amusants, qu'il n'est pas nécessaire d'évoquer ici. Ils laissent douceur et sourire ; ce sourire que j'ai souvent eu notamment en le voyant un peu perdu sans sa chère Dominique avec qui il a porté tant de choses. C'est à toi Dominique que j'adresse mes pensées amicales ainsi qu'à tes enfants et petits-enfants. Puisse Jean-François continuer sa course en mer, celle qui n'a pas de limites.

Jean-Paul Chagnollaud

J'ai connu notre ami Jean-François il y a une vingtaine d'années à l'occasion de belles rencontres géopolitiques méditerranéennes qu'il organisait dans un célèbre petit port du sud de la France. Par la suite, on est resté très proches d'autant qu'il avait accepté de rejoindre le comité de rédaction de Confluences dans lequel son intime connaissance de la Méditerranée a été d'un apport précieux. Quel que soit le sujet, il avait toujours une remarque, une analyse ou une réflexion à faire pour enrichir nos discussions bien au-delà des questions de sécurité dans lesquelles il était évidemment expert.

Lorsqu'en 2011 nous avons créé l'iReMMO, il avait mis toute son énergie à soutenir son lancement notamment en mettant son réseau à notre disposition, ce qui avait permis de réussir notre toute première manifestation. Elle fut consacrée à la Tunisie, un pays qui lui était très cher et où venait de se lever un mouvement populaire plein d'espérance.

Je garderai le souvenir d'un homme engagé, pétri de convictions humanistes et toujours ouvert aux autres avec beaucoup de bienveillance.

J'adresse mes sincères condoléances à sa famille, à ses enfants et tout particulièrement à sa femme Dominique qui, en toutes circonstances, a toujours été, avec amour, à ses côtés.

Barah Mikaïl

Son amour de la Méditerranée, construit sur les bases de cette affection particulière que « l'Amiral » vouait à cet espace, faisait miroir à la valeur qu'il donnait à ses nombreux amis – une valeur à laquelle il donnait tant d'importance qu'elle relevait presque de l'ordre du sacré.

J'ai eu le privilège de connaître Jean-François il y a de cela vingt ans environ, nos champs mutuels de recherche nous ayant amenés à nous croiser presque naturellement. Notre relation a perduré depuis, se traduisant notamment par des discussions passionnées relatives aux diverses évolutions d'un Moyen-Orient sans cesse agité. Si une preuve supplémentaire de l'ouverture d'esprit de Jean-François devait être fournie, c'est bien avec l'épisode ouvert par le « Printemps arabe » qu'elle s'est avérée : à l'heure où les opinions sur la région se faisaient de plus en plus tranchées, « l'Amiral », fidèle à sa vocation, restait debout contre vents et marées, demandant à tous courants d'opinion de s'exprimer, que ce soit lors de discussions privées, ou à l'occasion des séminaires qu'il organisait, entre autres, dans le cadre de l'IHEDN.

Jean-François s'est battu avec courage jusqu'au bout. Son départ nous chagrine, mais son souvenir restera avec nous, pour tout ce qu'il nous a apporté, mais aussi parce que Dominique, sa fidèle et dévouée compagne avec laquelle il a formé un précieux tandem, y veillera, assurée de notre soutien. Ainsi, depuis là où il nous regarde, l'Amiral pourra fièrement voir, dans le prolongement de son œuvre, s'étendre un long sillage, que nous scruterons aussi et veillerons à soigneusement préserver.

Te connaître a été un privilège, Jean-François. Repose en paix, et merci pour tout.

Manon Moulin

Même si ma rencontre avec Jean-François est récente, j'ai entretenu avec lui des relations riches et amicales. Alors que certaines de mes corrections et avis sur ses articles l'ont à prime abord contrarié, il savait toujours apprécier nos différences de points de vue et chaque échange était bienveillant et source de réflexions. Notre coordination commune du numéro *Tunisie : arrêt sur la transition*, entre septembre 2022 et septembre 2023, m'a permis de découvrir un peu plus ses qualités humaines et intellectuelles, ainsi que sa grande accessibilité et son ouverture. Nos conversations annuelles lors des réunions de *Confluences Méditerranée* me laisseront ce souvenir d'échanges chaleureux. Au moment de rédiger ces quelques lignes, je pense fort à lui, ainsi qu'à Dominique et tous leurs proches, à qui j'envoie mes amitiés les plus sincères.

Haoues Seniguer

J'ai eu la chance et le plaisir de faire la connaissance de Jean-François lors de mon entrée au comité de rédaction de la revue il y a quelques années. J'en garde un excellent souvenir. Il était toujours à l'écoute, jovial et exigeant du point de vue intellectuel. Sa présence va nous manquer à toutes et tous. En écrivant ces quelques lignes, je pense à Dominique, son épouse, ainsi qu'à l'ensemble de leurs enfants et proches.

Clément Therme

En souvenir d'un compagnon de *Confluences* aux idées originales et à l'esprit d'une totale indépendance qui n'hésitait pas à aller à contre-courant des idées dominantes. Sa présence affectueuse et son courage intellectuel resteront toujours présents dans mes souvenirs. Je garde plus particulièrement en mémoire nos échange sur la stratégie russe au Moyen-Orient et la géopolitique de la Méditerranée orientale. Son approche réaliste des relations internationales lui a permis d'être d'un optimisme prudent lors des premières années du mandat du Président Obama et d'analyser cette constante dans la stratégie de Washington dans la zone, à savoir l'intérêt pour les Etats-Unis de voir l'Union européenne toujours « politiquement divisée sur les dossiers méditerranéens » (https://www.cairn.info/revue-confluences-mediterranee-2010-3-page-25.htm). Son humanité et sa lucidité nous manqueront au sein du Comité de *Confluences.* Nous nous engageons à poursuivre sa quête d'une analyse dépassionnée, réaliste et indépendante des évolutions géopolitiques en Méditerranée orientale.

Dossier

Des systèmes de santé à la dérive

Elisabeth Longuenesse

Institut Français du Proche-Orient, Beyrouth
Laboratoire Printemps, Université de Versailels Saint-Quentin en Yvelines

Entre violences armées et politiques néolibérales, des systèmes de santé en grande difficulté

La pandémie de Covid-19 a cruellement mis en lumière les inégalités abyssales dans l'accès aux services de santé, aux équipements, aux vaccins, entre pays riches et pays pauvres, mais aussi entre régions ou groupes sociaux. Elle a suscité de nombreuses enquêtes et travaux critiques sur l'état des systèmes de santé, y compris dans quelques-uns des pays de la région Méditerranée[1].

Il est pourtant admis que la santé est un droit universel, depuis son inscription dans la Déclaration Universelle des Droits Humains de l'ONU en 1948, comme dans la charte de l'OMS qui proclame : « *La santé de tous les peuples est une condition fondamentale de la paix du monde et de la sécurité* ». Droit individuel, c'est aussi un droit collectif, associé à l'idée plus large des droits sociaux, du droit au logement, à celui de l'alimentation, en passant par la sécurité ou un environnement sain. Reste à identifier les moyens de garantir ce droit.

Au lendemain de la Seconde Guerre mondiale, les pays développés mettent en place des systèmes de protection sociale qui incluent l'assurance maladie et la protection contre les accidents du travail, mais aussi une protection contre le chômage et un droit à la retraite. Dans le même temps, les pays colonisés qui accèdent à l'indépendance font de la santé, comme de l'éducation, des missions essentielles des nouveaux États, à la fois condition et conséquence de l'effort de développement. Les politiques d'aide au développement, qui prennent le relais des politiques coloniales de modernisation, considèrent de plus en plus la santé comme un enjeu central d'un « développement » conçu sur le modèle des pays industrialisés[2].

La conférence d'Alma Ata en 1978 a introduit le concept de « soins de santé primaire » et la notion de « soins de santé pour tous », en associant à nouveau les progrès sanitaires à l'éducation et à la prévention, mais aussi et toujours au développement économique. celui-ci étant désormais conçu dans une perspective de marché. En 2000, sur les huit « Objectifs du Millénaire pour le Développement » adoptés par l'ONU, trois concernent la santé : réduction de la mortalité infantile, amélioration de la santé maternelle, combat contre le VIH, le paludisme et autres maladies[3]. La santé occupe désormais une place croissante dans l'aide publique au développement et l'OMS se repositionne en coordinateur d'initiatives de santé globale. Mais si les acteurs se multiplient, ils tendent à revenir à une définition restrictive de la santé dans sa définition biologique[4]. Les soins de santé primaires sont désormais au cœur des stratégies d'aide à l'amélioration de la santé des populations et prétendent s'appuyer sur la participation des communautés locales. Celle-ci est toutefois souvent illusoire et se réduit à la délégation de la mise en œuvre de programmes élaborés au sommet à des associations caritatives en concurrence pour l'accès aux financements. En outre, dès les années 1990, les politiques d'ajustement structurel imposent progressivement une logique gestionnaire et les soins de santé primaires deviennent un outil de la réduction des dépenses publiques de santé[5].

Dans ce contexte, il est paradoxal que les travaux de sciences sociales appliqués aux questions de santé dans le monde arabe soient relativement peu nombreux – particulièrement en français[6]. La publication par l'Université américaine de Beyrouth, en 2012, de l'ouvrage *Public Health in the Arab World*, vient en partie combler ce manque[7]. Résultat de plusieurs années de réflexion collective, ce volume regroupe une quarantaine de contributions et plusieurs dizaines d'auteurs. Mais malgré le souci d'introduire une réflexion sur les facteurs sociaux et environnementaux de la santé, il reste marqué par une approche biomédicale de la santé publique.

Le présent numéro de *Confluences Méditerranée* cherche donc à contribuer à la réflexion sur l'évolution des systèmes de santé au Moyen-Orient et dans l'espace méditerranéen, dans une perspective associant approches d'économie politique, de santé publique, et d'anthropologie. La dizaine d'articles ici regroupés traitent de sujets très divers, mais en filigrane, se dessinent certaines préoccupations partagées, autour de la crise des systèmes de santé dans un contexte où se conjuguent les effets des situations de violence et de guerre et ceux des politiques de désengagement des États parallèlement au renforcement du rôle des organisations internationales, non-gouvernementales ou interétatiques, sans négliger le vécu des individus. Le champ de recherche concerné est immense et ce dossier est inévitablement très incomplet, tant du point de vue des pays analysés, que des thématiques abordées. La question de l'encadrement médical et de la formation des personnels de santé, y compris du personnel infirmier[8], est ainsi à peine évoquée dans quelques contributions, de même que le tourisme médical.

Nous aurions souhaité, comme toujours dans les numéros thématiques de la revue, quelques contributions concernant le nord et l'est de l'espace méditerranéen. Certes, les problématiques sont à première vue très différentes : d'un côté, des pays à économie libérale industrielle plus ou moins avancée, ayant mis précocement en place des systèmes de protection sociale, héritiers tantôt des mutuelles ouvrières du XIXe siècle, tantôt des institutions caritatives chrétiennes, soit financés par l'impôt (système beveridgiens) soit par le travail (système bismarckiens)[9] ; de l'autre des pays ayant connu une période plus ou moins longue de colonisation, où le colonisateur a parfois justifié un projet « civilisateur », par l'introduction d'une éducation et d'une médecine « *modernes* »[10], qui ne pouvait masquer la nature oppressive et spoliatrice du projet colonial. Entre les deux, la Turquie, la Grèce ou l'Iran n'ont pas connu de domination coloniale directe, et leur trajectoire combine des éléments des deux « modèles », libéral d'un côté, développementaliste de l'autre. Au-delà des modèles, les trajectoires de chaque pays sont marquées par une histoire particulière, produit de luttes sociales et de compromis remis en question au fil de l'évolution des rapports de force et de la construction des États.

Dans le cas de la santé, comme plus largement des questions sociales (travail, logement, école, enfance, etc.), l'espace méditerranéen témoigne donc d'une diversité, qu'il nous semble d'autant plus intéressante de confronter que tous ces pays sont soumis aujourd'hui aux injonctions des politiques néolibérales de rationalité et de rentabilité, en même temps qu'à des évolutions sociales et culturelles majeures ; celles-ci touchent les représentions liées au corps, à la santé, aux droits humains, à la façon dont les professionnels concernés répondent aux attentes des citoyens, et dont les acteurs collectifs, qui constituent ce que l'on désigne sous le nom de société civile, s'organisent à cet effet.

La seconde moitié du XXe siècle a vu successivement l'hégémonie du modèle développementaliste, sa crise et sa remise en question. L'imposition brutale des normes néolibérales de désengagement de l'État et l'intervention des organisations internationales, interétatiques ou non-gouvernementales ont reconfiguré radicalement les rapports entre États et sociétés, creusé les inégalités entre les groupes sociaux, ébranlé les systèmes de santé, et modifié les représentations du droit à la santé.

Le cas grec, qui malheureusement n'est pas traité dans ce numéro, est particulièrement révélateur de ce point de vue. On sait à quel point le système de santé y a souffert des politiques d'austérité imposées par la troïka[11], mais peut-être moins comment les professionnels de la santé et la population ont fait face, quel élan de solidarité s'est produit, à la fois à l'intérieur du pays et à l'international[12].

En Irak, comme en Syrie, en Algérie ou en Libye, dans des contextes certes différents, des services de santé en principe accessibles gratuitement à tous[13] avaient été mis en place au lendemain des indépendances ou à l'arrivée au pouvoir de partis se réclamant d'une forme de socialisme « arabe ». Si l'on peut être tenté de rapprocher ces choix du modèle dit beveridgien dans une économie libérale, Mohamed Mebtoul propose plutôt, à juste titre, de les qualifier de « populisme sanitaire ». Il est en effet peu pertinent d'appliquer un modèle construit dans une économie industrielle, dans une perspective de protection contre les risques sociaux, à un contexte de pays dit « en développement », où le projet est de faire accéder les populations à la « modernité » et au bien-être censé y être associé, mais s'accompagne d'un autoritarisme en réalité peu attentif aux besoins et à la sensibilité réelle desdites populations.

En tout état de cause, les modèles populistes se sont rapidement heurtés aux blocages économiques et à la corruption découlant de la logique autoritaire des régimes. À partir des années 1980, loin de lever ces blocages, les politiques néolibérales mises en œuvre sous la pression des organisations internationales et des plans d'ajustement structurel, synonymes de réduction des dépenses publiques et d'encouragement à un secteur privé lucratif, n'ont qu'aggravé les inégalités sociales et régionales.

Les soulèvements populaires de 2011 exprimaient l'épuisement des populations face aux difficultés croissantes, et leur rejet du mépris de dirigeants corrompus. Ils ont dramatiquement débouché sur des contre révolutions[14], des situations de guerre civile et de division, en Syrie, en Libye, au Yémen, au Soudan, ou sur le retour de régimes encore plus autoritaires que précédemment, comme en Égypte, plus récemment en Tunisie, ou de maintien sous une forme particulièrement brutale de l'ancien régime, comme en Syrie.

Dans ce contexte de crises et de violences, les services de santé ont subi de terribles destructions. Les hôpitaux ont été directement ciblés par les bombardements, en Syrie comme au Yémen – et plus récemment, de façon dramatique et à une échelle jamais égalée, à Gaza – tandis que les professionnels de santé payaient un lourd tribut, et souvent n'avaient d'autre choix que celui de la fuite et de l'émigration.

En Irak, le système de santé publique a souffert de la succession des guerres : la guerre Irak-Iran de 1980 à 1988, la guerre du Golfe de 1991, suivie d'un long embargo de 10 ans, jusqu'à l'invasion américaine de 2003. La désorganisation du pays depuis 2003, le poids des logiques ethnico-confessionnelles, la corruption et l'incompétence de la classe politique, le règne des milices[15] entravent la mise en place d'une administration et de services publics accessibles à tous. Robert Istepanian dénonce la responsabilité des élites politiques et religieuses dans la faillite des services de santé de base, au profit d'un secteur privé très lucratif réservé à une minorité, et propose des pistes de réforme, incluant des stratégies innovantes utilisant les ressources numériques.

En Libye, suite aux années de guerre interne et à la division du pays, le secteur public de la santé est délabré, un tiers des centres de santé primaire ont fermé alors que des dizaines de médecins ont quitté le pays. Maria Morato et Caterina Barbi montrent comment la montée en puissance du secteur privé qui en découle creuse les inégalités d'accès aux services de santé, tandis qu'une petite élite choisit de plus en plus d'aller se faire soigner à l'étranger, particulièrement en Tunisie.

En Syrie, la destruction des hôpitaux dans les régions insurgées, leur utilisation comme centres de torture, a entrainé l'effondrement du système de santé et l'exil de trois quarts des médecins. Pourtant, son système de santé avait connu des progrès importants jusqu'aux années 1980, un accès universel et gratuit aux services de santé de base était alors assuré par le secteur public – au point que jusqu'aujourd'hui, comme le raconte Anis Cherif-Alami, de nombreux Syriens réfugiés au Liban, incapables de faire face au coût de la santé dans leur pays d'accueil, choisissent de retourner se faire soigner dans le pays qu'ils ont pourtant fui, malgré les risques encourus.

En Palestine, c'est la violence de la puissance coloniale qui morcelle l'espace et la société, détruit et appauvrit le système de santé, favorise l'impuissance et la corruption de l'Autorité palestinienne et la privatisation des services de santé. Samira Jarrar montre comment la santé est devenu un outil de domination qui s'appuie sur la destruction systématique des infrastructures, mais aussi, de façon paradoxale, sur l'attraction qu'exerce l'excellence du système de santé israélien sur les médecins palestiniens, nombreux à partir y exercer. À travers l'exemple des transplantations d'organe, elle éclaire concrètement les effets de la fragmentation du territoire, de la difficulté à circuler, du manque de moyens.

À l'opposé de la plupart des pays de la région, le système de santé libanais a toujours été dominé par le secteur privé lucratif. La timide tentative d'introduction d'un droit à la santé universel durant le bref mandat de Fouad Chehab (1958-1964) avait tourné court face à l'emprise des intérêts communautaires. Il faut attendre 1971 pour que soient appliqués les décrets d'application du volet assurance maladie de la caisse de sécurité sociale, fondée en 1963[16]. La guerre civile (1975-1990) anéantit la plus grande partie des structures hospitalières publiques, favorisant corrélativement une croissance rapide du secteur privé et des ONG dans les années 1990-2000. Mais l'effondrement de la monnaie nationale depuis 2019 a rendu l'accès aux services de santé encore plus inégalitaire. La déliquescence d'une classe politique certes moins violente, mais non moins corrompue, a rapproché le pays de ses voisins, tandis que la présence des réfugiés syriens, dont le nombre est évalué au quart de la population du pays, pèse lourdement sur ses infrastructures et sur ses services publics. À l'instar des pays les plus pauvres, ou dévastés par les guerres, le Liban « bénéficie » aujourd'hui de l'aide d'une multiplicité d'organisations internationales, pour soutenir le programme de promotion des centres de santé primaire lancé par le ministère de la Santé en 1996. Arrivées en masse pour aider à gérer l'afflux des réfugiés syriens, elles incluent de plus en plus dans leurs programmes les populations libanaises paupérisées par l'effondrement économique du pays – au prix d'une cacophonie due à l'absence d'un acteur étatique responsable en dernière instance de définition d'une politique et de la coordination des interventions sur le terrain. Dans ce numéro, Abdallah Muhieddine met en lumière l'incohérence de la politique du ministère de la santé, marginalisé par le poids croissant des organisations internationales et des ONG locales qu'elles financent.

Dans un pays où la santé est massivement privatisée et où les réfugiés syriens, souvent sans statut légal, sont privés de tout droit, marginalisés et souvent rejetés et méprisés par une partie de la population locale, Anis Cherif Alami, déjà cité, a de son côté essayé de comprendre quelles ressources ils réussissaient à mobiliser.

L'exemple égyptien, à travers le cas de la santé maternelle, met en lumière une autre modalité d'intervention des organisations internationales et de promotion des soins de santé primaire. Dans un contexte d'appauvrissement de la population et de reprise de la croissance démographique, la question du contrôle des naissances est revenue au cœur des préoccupations des autorités égyptiennes et des organisations internationales qui se penchent à son chevet. Mariam Ghafir analyse de façon précise et subtile la façon dont l'État égyptien, avec l'aide de l'OMS et de la Banque mondiale, s'efforce de promouvoir une « médecine de famille », censée améliorer la santé des femmes et les aider à réguler les naissances. Ce faisant, les méthodes autoritaires, le manque de moyens et la sous-rémunération des professionnels affectés aux centres de planning familial suscitent la défiance des intéressées, tout en les culpabilisant. Plus largement, l'article met en lumière le cercle infernal de l'autoritarisme et de l'inefficacité.

L'Iran de la Révolution islamique semble à l'inverse imperméable à ces injonctions. Le pays est toutefois peut-être moins monolithique que ce que l'on imagine. Aurore Sahar Saeidnia montre que le droit universel à la protection sociale introduit par le régime islamique est resté éclaté au profit d'une multiplicité d'acteurs corporatistes ou religieux, dont le rôle est particulièrement important dans les régions. Les politiques de désengagement de l'État favorisent une forme d'éclatement de l'action publique et d'autonomie de ces acteurs, qui peuvent entrer en compétition sur le marché des services de santé, loin de la centralisation imaginée du régime, tandis que l'autorisation de la chirurgie de changement de genre révèle une circulation de pratiques et de représentations inattendue.

Loin des modèles de protection sociale ou du droit universel à la santé officiellement promus, on assiste ainsi un peu partout à un désengagement de l'État et à une marchandisation du social, dans lequel les organisations internationales, interétatiques ou non-gouvernementales, jouent un rôle d'accompagnement paradoxal.

L'Italie elle-même, qui a inscrit le droit à la santé dans sa constitution, et a construit un des premiers systèmes de santé universels en Europe, se trouve aujourd'hui confrontée à un certain nombre d'impasses, que la crise du Covid-19 a révélées au grand jour. Giovannipaolo Ferrari démontre que l'affaiblissement du rôle de l'État central au profit de « l'autonomie différenciée », qui avait permis à la Lombardie d'investir dans l'excellence hospitalière, au détriment de la médecine de proximité, a eu pour effet de la rendre incapable de faire face à la pandémie. L'impact dramatique de la pandémie a ainsi prouvé les limites d'une approche centrée sur la biomédecine, le curatif et les technologies de pointe, et l'importance du rôle de l'État central pour promouvoir la solidarité et l'égalité des citoyens, mais aussi le rôle essentiel de la médecine de proximité.

En Italie, comme en Irak ou au Liban, la logique de marché favorise la médecine supposée de pointe, au détriment de la prévention, qui a besoin de pouvoir s'appuyer sur des institutions publiques solides et sur un État soucieux du bien-être de ses citoyens. L'aide internationale, l'intervention des ONG, la promotion d'une société civile orpheline, privée des outils démocratiques lui permettant de peser sur les politiques publiques, restent incapables de promouvoir la santé pour tous, dans une perspective de promotion des droits humains, et d'égalité des citoyens.

Notes

1 On citera, entre autres : Bayram Balcı, Philippe Bourmaud et Sümbül Kaya (dir.), Analyses pluridisciplinaires sur la crise sanitaire COVID-19 en Turquie, Istanbul *Les Dossiers de l'IFEA*, 2021 ; Oissila Saaidia (dir.), *Vivre au temps du Covid-19 : chroniques de confinement : regards de chercheurs depuis la Tunisie*, Tunis, IRMC, 2020 ; Laurent Bonnefoy, Oman : Quand pandémie et transition politique se conjuguent (2020-2022), Paris, *Les Études du CERI*, N° 263, octobre

2022. Giovannipaolo Ferrari présente dans sa contribution l'importance de la réflexion des sociologues italiens pour tirer les leçons de la pandémie dans leur pays.

2 Une représentation du développement désormais remise en question, depuis la démonstration de Gilbert Rist, *Le développement, histoire d'une croyance occidentale*, Paris, Presses de Sciences Po, 2007.

3 Pierre-Marie David, « La santé : un enjeu de plus en plus central dans les politiques publiques de développement international ? », *Socio-logos*, N°6, 2011, https://journals.openedition.org/socio-logos/2522

4 *Ibid.*

5 Bernard Hours, « La santé publique entre soins de santé primaire et management », Paris, *Cahiers des Sciences Humaines* N°28, 1992, pp. 123-140.

6 Parmi les quelques exceptions, outre les travaux d'Anne-Marie Moulin et de Sylvia Chiffoleau, on peut citer un dossier publié par le CEDEJ en 2007 : Figures de la santé en Égypte, Le Caire, *Égypte Monde arabe*, n° 4, 2007. Sans compter les travaux des chercheurs des pays du Maghreb, pas toujours faciles d'accès.

7 "*In the Arab world, research on the history and sociology of health and medicine remains limited*", Elisabeth Longuenesse, Sylvia Chiffoleau, Nabil Kronfol, Omar Dewachi, "Public Health, the Medical Profession and State Building: A Historical Perspective", in *Public Health in the Arab World*, Cambridge, 2012, p. 7.

8 Voir Anne-Marie Moulin, « Genre et Soin. Du statut et de l'évolution récente des professions de santé dans la péninsule Arabique », *Arabian Humanities*, N°1, 2013, https://journals.openedition.org/cy/1910

9 Pierre Rosanvallon, *La crise de l'État providence*, Paris, Seuil, 1992

10 Yvonne Turin, *Affrontements culturels dans l'Algérie coloniale, : école, médecine, religion*, 1830-1880, Alger, Entreprise nationale du livre, 1971.

11 Noëlle Burgi , « Le démantèlement méthodique et tragique des institutions grecques de santé publique », Paris, La Revue de l'IRES, N° 91-92, 2017, pp. 77 à 110.

12 Pascal Franchet, « Une caravane militante est en marche vers les dispensaires grecs ! », Liège, *CADTM*, 29 février 2016.

13 Pour une présentation synthétique de l'état des systèmes de protection sociale dans le monde arabe au début des années 1990 voir Elisabeth Longuenesse et al. « Systèmes de protection sociale dans le monde arabe », Paris, *Monde Arabe, Maghreb-Machrek*, n° 138, 1992, pp. 111-126 ; Brigitte Curmi et Sylvia Chiffoleau (dir.), Médecins et protection sociale dans le monde arabe, Beyrouth, *Les Cahiers du Cermoc*, n° 5, 1993.

14 Voir Révolution et contre-révolution dans le monde arabe, Paris, *Confluences Méditerranée*, n° 115, 2020.

15 Voir Adel Bakawan (dir.), Irak : un destin tragique, Paris, *Confluences Méditerranée*, n° 116, 2021.

16 Entretien avec le Dr Tobie Zakia, président de la Caisse de sécurité sociale, Paris, le 15 décembre 2023. Le Dr Zakia dénonce le fait qu'ait toujours dominé une logique d'assurance privée lucrative, au détriment d'une logique de solidarité. Voir aussi : *Timeline: Social Protection in Lebanon | September, 1946 to December, 2021*, Beirut, Civil Society Knowledge Centre, janvier 2022.

Mariam Ghafir

Institut des Études genre, Université de Genève / CESSP-CNRS, Université Paris 1 Panthéon-Sorbonne

Le planning familial en Égypte : la question démographique au cœur de la santé publique

Résumé

Dans un contexte où la question démographique est présentée comme plus pressante que jamais, entendue comme la cause de la crise que traverse l'Égypte, le planning familial constitue un pilier de l'agenda de santé publique égyptien actuel. Particulièrement ciblés, les foyers des milieux populaires et ruraux sont, par divers moyens, incités à une meilleure planification des naissances. Dès lors, si la récente réforme de la santé publique est pensée pour améliorer la santé de toutes et tous, dont la santé reproductive, la spécification par ailleurs de la question démographique comme problème public majeur vient fragiliser les acquis de la Conférence internationale de 1994 en termes de droits sexuels et reproductifs indiscriminés.

Abstract

In a context where the demographic issue is advocated as more pressing than ever, understood as the cause of Egypt's economic crisis, family planning is a pillar of the current public health agenda. Particularly targeted are poor and rural neighbourhoods, who are encouraged by various means to plan their births more carefully. While the recent public health reform is designed to improve health for all, including reproductive health, the specification of the demographic issue as a major public problem on the political scene comes as a challenge to the achievements of the 1994 International Conference in terms of indiscriminate sexual and reproductive rights.

En septembre 2023, le ministère de la Santé et de la Population égyptien (MSP) organisait le *Global Congress on Population, Health and Development* (PHDC'23) pour marquer le lancement des « stratégies nationales » pour la santé et la population, alignées sur les Objectifs de Développement Durable des Nations Unies. Ce congrès était l'occasion d'exposer aux bailleurs de fonds partenaires les engagements du pays en matière de santé publique. L'objet d'intérêt principal était la réforme de la couverture universelle de santé en cours, principalement financée par la Banque mondiale (BM). Sa généralisation, échelonnée en six phases, est prévue pour 2032[1]. Amorcée par l'adoption en 2017 de la loi sur l'assurance santé universelle, il s'agit d'une version actualisée de la réforme entamée en 1997 dans le contexte des politiques d'ajustement structurel imposées à l'Égypte. Les évaluateurs mandatés par la BM s'accordent sur un « échec » de la mise en œuvre de la première réforme sur la période 2000-2014, faute d'un cadre législatif et institutionnel fidèle aux attentes du bailleur. Les réformes s'inscrivent dans les directives sur les « soins primaires » et la santé préventive de l'Organisation mondiale de la Santé (OMS)[2]. Dans la mise en œuvre de la réforme de 1997, le défaut de promotion de la médecine de famille (*Family Health*), au fondement des services dits de soins primaires (*Primary Health Care*), était déploré[3]. Avec une population qui est passée de 59 millions d'habitants en 1996 à 100 millions d'habitants en 2020[4], la question démographique, et par extension celle de la santé reproductive, étaient également centrales au PHDC'23. Posée comme variable clé dans la restructuration des services de santé (Comment couvrir la santé de l'ensemble de la population égyptienne ?), la démographie en est aussi une cible majeure en tant que problème public (Comment promouvoir la planification familiale comme élément central de la santé publique ?). Dans la réforme, le planning familial et la santé reproductive font partie des fonctions importantes de la médecine de famille. L'enjeu actuel est ainsi la relance des programmes de planning familial, visant à faciliter la gestion et le suivi de la patientèle par les centres de santé, notamment dans les zones défavorisées, par l'intermédiaire d'une médecine de famille à l'étiquette certes plus ou moins claire pour les bénéficiaires des centres. Pendant le PHDC'23, le ministre de la Santé et de la Population Khaled Abdel Ghaffar a pu insister sur les engagements de l'Égypte pris en 1994 au Caire lors de la Conférence internationale pour la Population et le Développement (CIPD), qui a été un tournant dans l'affirmation des normes internationales de la santé et des droits sexuels et reproductifs selon un cadrage par les droits humains. Toutefois, la tendance actuelle plus directement « incitative » du gouvernement vers la réduction du nombre d'enfants par femme vient interroger cet acquis de la CIPD[5].

Cet article s'appuie sur deux types de sources. D'une part, un ensemble d'entretiens a été conduit avec des agents internationaux et gouvernementaux dans le cadre de mes recherches de mémoire (2019-2021)[6] et de thèse (en cours), enrichis de plusieurs entretiens avec des bénéficiaires des politiques de planification familiale. D'autre part, j'ai collecté un ensemble de sources secondaires non-exhaustives : des archives institutionnelles (les stratégies nationales élaborées par les agences gouvernementales et les évaluations par les bailleurs de fonds internationaux[7]), de la presse en ligne ainsi que des contenus publiés sur les sites et réseaux sociaux de ces acteurs institutionnels.

Ce travail bénéficie aussi de la riche littérature historique sur les politiques de contrôle des naissances en Égypte[8] et contribue à l'actualisation de cette historiographie. Il s'inscrit enfin dans la continuité des recherches critiques du néolibéralisme des politiques contemporaines de planification familiale, qui souhaitent comprendre les impacts directs de ces politiques sur les personnes cibles[9]. Plus largement, cette recherche, en cours de réalisation, entend contribuer à la littérature qui porte sur le ciblage des populations les plus pauvres dans les politiques sociales contemporaines en Égypte[10]. Au cœur du système de santé égyptien, cet article propose donc un état des lieux des services de santé publics qui administrent la planification familiale, mettant en exergue la centralité et les ressorts de la question démographique dans les réformes du système de santé. Il s'agira dans un second temps de resituer la question du ciblage des populations marginalisées par les politiques de planification familiale dans le contexte de crise économique, et de comprendre les liens avec l'histoire des programmes égyptiens dans ce domaine.

Le système de santé égyptien, sa réforme et le ciblage de la question reproductive

La restructuration des services de santé publics : quels enjeux pour la santé reproductive ?

Dans le paradigme international des réformes de la santé publique par les soins primaires, la médecine de famille est un concept central : ayant pour fonction un meilleur suivi de la patientèle au quotidien, elle est censée permettre une approche intégrée de la santé préventive. Dans le contexte égyptien, j'observe qu'elle est particulièrement axée sur la santé maternelle et infantile, intégrant plus spécifiquement la santé reproductive. Ainsi, les services de planning familial connaissent depuis 2019 une réorganisation institutionnelle majeure, dans le cadre de la réforme de la couverture de santé. Deux divisions du MSP sont à présent impliquées dans le dossier de la planification familiale et de la santé reproductive et y œuvrent de concert[11]. Une première, au cœur de la refonte, supervise techniquement le fonctionnement de l'ensemble des « centres » et « unités » de soins primaire rattachés au MSP, c'est-à-dire les services de santé de proximité qui incluent tous des services de planning familial. La seconde supervise les politiques liées à la démographie et à la planification familiale. C'est elle qui prend en charge la formation du corps médical et des travailleurs et travailleuses sociales aux soins et à la sensibilisation en matière de santé reproductive et de planification familiale, mais aussi plus largement à la « médecine de famille ». Certains des centres de soins primaires reçoivent une accréditation de la part de cette division afin de pouvoir porter le nom de « centres de médecine de famille ». L'accréditation repose sur plusieurs critères dont la présence d'un système digital de cartographie et gestion des données de santé qui puisse permettre le suivi médical de la patientèle, adultes et enfants. Il est présenté comme outil d'un meilleur suivi de la planification familiale, des soins anténataux et de la vaccination des nouveau-nés. Dans ce système, la planification familiale et la médecine de famille sont intrinsèquement liées[12]. L'enjeu est par ailleurs la mise en place d'un système de référencement efficient vers les niveaux de soins supérieurs, afin de désengorger les hôpitaux des consultations dites de soins primaires ou de santé préventive : par exemple, en ville, le planning familial peut aussi être administré dans des cabinets d'hôpitaux[13]. Enfin, la réforme du système de santé tente de pallier certaines inégalités territoriales entre *centres* citadins et *unités* rurales, car les premiers bénéficient de structures plus grandes, de plus de médecins spécialisés, et d'une plus grande fréquence géographique, en plus d'être couplés de services disponibles en hôpitaux[14]. Toutefois, les détracteurs de la réforme critiquent un manque de formation à la médecine de famille. Peu de facultés de médecine proposent cette spécialité, qui bénéficie d'une faible attractivité auprès des étudiants en tant que spécialité sous-payée : associée au secteur public et plus particulièrement aux centres de soins primaires, cette spécialité suppose des salaires bas et une affectation dans des territoires « marginalisés »[15] (ruraux et/ou populaires). C'est pourquoi les étudiants en médecine en période de stage de fin d'études sont souvent affectés à ces centres[16].

Des politiques de santé à destination des plus précaires : la dépendance à l'agenda démographique

La démocratisation de l'accès à la santé des classes les plus défavorisées constitue un des principaux objectifs du gouvernement et de ses partenaires internationaux dans le cadre de la réforme de la « couverture universelle de santé ». Elle s'accompagne d'un certain nombre de campagnes et programmes à l'initiative du MSP et du ministère de la Solidarité sociale (MSS) qui visent les populations aux ressources faibles et les populations des zones rurales, les deux catégories étant envisagées ensemble – de façon consubstantielle, la moyenne du revenu des foyers en zone rurale est plus faible qu'en ville, et d'autant plus si l'on va vers la Haute-Égypte (Sud du pays), car le Nord du pays est favorisé économiquement et en termes d'infrastructures[17]. Par exemple, tous les bénéficiaires du programme *Takaful wa Karama*, un système de *cash transfer* qui apporte une aide financière aux familles dans le besoin (volet *Takaful*, « Solidarité ») et aux personnes âgées (volet *Karama*, « Dignité »), sont, ou bien seront au fur et à mesure des phases pilotes, directement couverts par l'assurance universelle de santé, sans condition de cotisation, du fait de leurs ressources faibles. Ce programme cible particulièrement les gouvernorats de Haute-Égypte. Les bénéficiaires du programme *Takaful wa Karama* ont alors l'obligation de trois visites médicales par an, qui incluent : la santé préventive et les vaccinations infantiles, la santé des enfants et leur nutrition, la santé maternelle, la planification familiale et la prévention des pratiques d'excision, certains soins cliniques, et des activités d'« éducation à la vie saine ». *100 Million Sahha* (« 100 millions de santé »), la massive campagne de dépistage et de prévention de diverses maladies à travers le pays remplit également cet objectif. Au cœur de ces initiatives de santé à destination des plus précaires, la question démographique est matérialisée par de plus en plus de mesures incitatives. La conditionnalité de l'attribution de l'aide *Takaful wa Karama* au nombre d'enfants, concomitamment à celle de l'obligation d'un suivi en santé notamment reproductive, en sont emblématiques : elles tiennent ensemble question sociale, santé publique et démographie. Les foyers bénéficiaires de *Takaful* sont, de surcroît, intégrés au sein d'autres campagnes du MSP et du MSS qui incitent à limiter le nombre d'enfants par femme : avec la campagne *Etnen Kefaya* (« Deux [enfants] suffisent ») lancée en 2019, le nombre d'enfants par foyer couverts par *Takaful* passe de trois à deux[18]. Dans le cadre de cette campagne principalement financée par des fonds égyptiens et par le Fonds des Nations Unies pour la Population (FNUAP), le MSS forme des volontaires qui effectuent des visites à domicile et encouragent la réduction du nombre d'enfants par famille. Les mères sont orientées vers des prédicateurs religieux qui leur rappellent la licéité de la contraception (conformément à l'avis officiel des religieux d'al-Azhar), et vers des centres de santé pour qu'on réponde à leurs interrogations. Dans les spots télévisés diffusés pour cette campagne, on s'adresse aux populations pauvres et rurales, en particulier s'agissant des populations de Haute-Égypte (comme le laissent à penser l'accent et les vêtements des protagonistes stéréotypés)[19]. Une fécondité « incontrôlée » est attribuée à ces populations et est posée en enjeu des politiques de santé et des programmes sociaux associés.

Des services de santé reproductive axés sur le contrôle de la fécondité des femmes précaires

Au sein des centres de santé primaire, l'administration de contraceptifs est un type de service majeur. C'est un héritage de la médicalisation de la régulation des naissances qui a connu son apogée pendant le « mandat USAID » (1978-2009). Cette médicalisation avait été amorcée sous Nasser, avec la nationalisation des centres de santé des grandes villes tenus par les associations philanthropiques et destinés aux femmes des milieux défavorisés. Les méthodes contraceptives telles que le retrait, l'allongement de l'allaitement et l'utilisation de plantes médicinales, ainsi que le savoir-faire des *dayas* (sage-femmes traditionnelles) se sont progressivement trouvés dépréciées, au profit de méthodes dites « modernes » car jugées plus « efficaces », parmi lesquelles certaines méthodes non-médicales (préservatif, diaphragme et gels spermicides) mais surtout les méthodes médicales qui ont été de plus en plus encouragées (pilules, stérilet, injections). Les effets secondaires n'étaient pas ou mal expliqués aux femmes[20]. Des organisations américaines telles que l'*International Planned Parenthood Federation* apportaient leur soutien technique aux services de l'État, en promouvant ces technologies médicales auprès des populations aux ressources faibles[21]. Ensuite, entre les années 1970 (période de l'*Infitah*[22]) et 2000, l'Agence américaine de développement (USAID) a été mandatée pour orchestrer la politique de planification familiale égyptienne : sa conception, son financement, ainsi que la fourniture de moyens contraceptifs, avec en particulier l'introduction et la généralisation du stérilet. Au cœur du programme était la mobilisation du secteur de la santé dans ses structures privées et publiques autour de l'« *objectif contraceptif* »[23]. Les bailleurs impliqués héritent aujourd'hui de ce modèle. Malgré des bouleversements programmatiques, le planning familial égyptien reste plus ou moins limité à la distribution de contraceptifs, mécanique et routinière. Les contraceptifs dits de long terme sont favorisés, car jugés plus fiables dans la prévention des grossesses : le stérilet est le contraceptif le plus utilisé (en 2021, 29 % des femmes âgées entre 15 et 49 ans[24]). Si les pilules, contraceptifs de court-terme, sont en deuxième position (20 %), la diffusion de l'implant (10 %) et des injections (2,6 %), encore faible, est encouragée par le MSP en tant que contraceptifs de long terme. On remarque aussi que la majorité des stérilets (62,9 %), des injections (83,3 %) et des implants (95,5 %) sont distribués par le secteur public, auquel ont essentiellement recours les classes les plus pauvres, faute de moyens – les classes moyennes-supérieures n'y vont jamais et consultent des gynécologues en cabinets privés. Ce chiffre est de 54,1 % pour les pilules contraceptives. Comparativement au secteur privé, les bénéficiaires du secteur public souffrent également d'un manque d'information plus important aux effets secondaires[25]. Recourir aux services publics du planning familial expose donc les populations concernées à la prise de contraceptifs de long terme aux effets non-expliqués, probabilité qui augmente dans les centres administrés en zones rurales[26]. Un sentiment de politique du service minimum, détourné des besoins réels des patientes, ressort et rejoint les entretiens que j'ai conduits avec des bénéficiaires du secteur public.

« *"Tu as eu combien d'enfants ? Quand était la dernière fois ?" et ensuite elle me prescrivait un contraceptif qui me correspondait […]. Ça se limite aux contraceptifs et c'est tout. Tu y vas seulement quand tu as besoin de poser un stérilet – ou les autres produits contraceptifs qu'il y a là-bas. Tu les as à des prix que tu ne trouves pas ailleurs !* »

(Récit d'une bénéficiaire cairote[27] des services de planning familial des centres de santé publics)

Du point de vue des patientes, les centres de santé publics sont des lieux de consultation en dernier recours, en l'absence d'alternative, principalement pour des raisons financières. Cela se traduit par un refus de s'y rendre, dans une moindre mesure par un non-respect des indications médicales, et par des consultations qui sont essentiellement des consultations d'urgence et non de contrôle[28]. Le manque de confiance dans le corps médical et les soins administrés dans les centres publics reviennent souvent dans les témoignages recueillis, les expériences étant décrites comme désagréables[29]. Les patientes, qui ne se sentent pas écoutées et sont orientées vers des solutions contraceptives non-personnalisées, renoncent aux centres de santé publics dès qu'elles en ont les moyens, quitte à économiser pour se permettre de se rendre dans le privé.

Les politiques de planification familiale : assurer une population « saine » et moins nombreuse

Le « problème démographique »

Depuis 2022 et le début de la guerre en Ukraine, l'Égypte traverse une crise économique sans précédent du fait d'une fragilisation de la balance des paiements (en partie suite à la hausse des prix des matières premières). La négociation de nouveaux prêts auprès du Fonds monétaire international (FMI) a entrainé plusieurs dévaluations de la monnaie nationale en 2022-2023 et une forte inflation. La dévaluation précédente et les conditions de sa négociation en 2016 avaient déjà fortement fragilisé l'économie égyptienne[30]. Le « problème démographique » est posé comme central dans la résolution de cette crise. La question du nombre de personnes à nourrir[31], éduquer ou soigner n'est pourtant pas nouvelle sur la scène politique nationale. Dans les années 1930, alors que la promotion d'une population saine était liée à la construction d'une communauté nationale pérenne, les débats publics qui associaient contrôle démographique et développement économique visaient déjà les familles sans ressources et rurales[32]. La question démographique s'est ensuite institutionnalisée à l'indépendance avec l'établissement au début des années 1960 de plusieurs organes d'État en charge de la population et de la planification familiale. Cette rhétorique, jamais vraiment disparue, est renouvelée depuis qu'Abdel-Fattah al-Sissi est président et qu'il souhaite « redresser le pays », pour le « relever » de la période révolutionnaire, et plus encore avec la dégradation de la situation économique.

« *Nous sommes confrontés à une pénurie de ressources en eau, à une pénurie d'emplois [...], et nous devons vraiment contrôler cette croissance démographique pour que les gens puissent ressentir les bénéfices du développement.* » (Déclaration à *Reuters* de Ghada Wali, ministre de la Solidarité sociale, en janvier 2019 à propos d'*Etnen Kefaya*)

L'agenda démographique, *via* une certaine culpabilisation de la population et de sa fécondité, s'impose de façon singulière dans le débat public, au fur et à mesure que les indicateurs de probabilité d'une sortie de crise durable s'affaiblissent. En 2017, al-Sissi déclare que les deux grands défis « historiques » auxquels l'Égypte est confrontée sont le terrorisme et le « *problème démographique* »[33]. L'ensemble des campagnes dites « présidentielles » mentionnées ici (notamment *Takaful wa Karama* et *Etnen Kefaya*) accompagnent cette rhétorique ; pourtant, par le passé, des travaux sur l'Égypte comme ceux de Timothy Mitchell ont montré que le « *danger démographique* » était un faux problème économique, mais que l'enjeu principal était celui de l'utilisation et de la répartition des ressources disponibles[34]. Ce retour en force de la question démographique sur la scène politique est justifié par la première remontée de l'indice de fécondité depuis 1980, soit depuis que l'Égypte mène des enquêtes de fertilité. Entre les *Egypt Demography and Health Surveys* (EDHS) de 2008 et 2014, l'indice de fécondité est passé de 3,1 enfants par femme à 3,5. Plusieurs hypothèses explicatives ont été soulevées. Les programmes d'ajustement structurels du FMI et de la BM qui ont transformé l'économie égyptienne dans les années 1990 ont conduit à un ensemble de réformes libérales durant le mandat de Moubarak. Le secteur public, source d'emploi principale des femmes égyptiennes depuis les planifications économiques de Nasser, s'en est trouvé numériquement réduit, et donc les mariages plus précoces et plus féconds[35]. Une autre hypothèse complémentaire est le retrait en 2008 de l'USAID des programmes de planning familial. Pour certains experts, l'USAID a laissé derrière elle un vide programmatique et surtout une discontinuité des stocks en contraceptifs de long terme. L'agence américaine a diffusé et amené l'utilisation des stérilets parmi les femmes à 36 % en 2008, pour 12 % de femmes qui se tournaient vers la pilule. En 2014, ces chiffres sont respectivement de 30 % et 16 %. En 2021, ils sont de 29 % et 20 %[36]. Si le stérilet reste le moyen de contraception le plus utilisé, la proportion de son utilisation diminue. Selon Fatma El-Zanaty, coordinatrice des EDHS précédents, cette rupture dans la structure des services administrés (*management* et moyens mobilisés) est impliquée dans la croissance du taux de fécondité, et elle déplore la diminution de l'administration des stérilets comme contraceptifs de « *long-terme* »[37]. Le taux de fécondité est aujourd'hui de 2,9. Le gouvernement s'est donné pour objectif un indice de fécondité à 1,6 enfant par femme à l'horizon 2030[38].

Une santé reproductive privée de ses droits ?

Au cours des décennies précédant la CIPD, les thèses des experts internationaux néo-malthusiens avaient contribué à justifier des cas de politiques démographiques coercitives, comme en Inde. La conférence de 1994 opère un retournement en recentrant la rhétorique de la planification familiale sur des impératifs d'accès des femmes à une information et à des services de santé de qualité[39]. Le rapport insiste sur l'importance de « *rendre les couples et les individus mieux à même d'exercer leur droit fondamental, de décider librement et de façon responsable du nombre et de l'espacement des naissances de leurs enfants et leur donner à cette fin l'information, l'éducation et les moyens nécessaires* »[40]. Souscrivant à cette rhétorique, les hauts-fonctionnaires des organisations internationales, ceux des ministères et leurs partenaires privés tiennent aujourd'hui un discours commun en Égypte : les classes populaires et les régions rurales sont sujettes à des besoins en contraceptifs réels ou supposés qui ne sont pas assouvis (on les objective sous l'indicateur standardisé de « besoins insatisfaits », soit « *unmet needs* »). Deux catégories d'arguments sont mobilisées. La première, dans le registre de la structure de l'action publique, pointe la qualité moindre des services dans les zones marginalisées. La réforme actuelle est envisagée comme une réponse. La seconde, sous-jacente à la première, considère les populations des marges économiques et géographiques comme sujettes à des croyances et pratiques « arriérées », où la taille des familles et la fécondité des femmes est valorisée[41], et où l'ignorance en matière de sexualité mènerait à des grossesses indésirées. Les normes internationales de développement standardisant le *bon enfanter*[42] – conçues de telle sorte qu'elles visent à persuader les femmes, via divers moyens d'« information », du bien-fondé de la contraception moderne et médicalisée, afin qu'elles en fassent le choix *rationnel* et *raisonnable* pour elles-mêmes, pour leurs familles et par extension pour le bien de la nation[43] – sont alors une solution politique à divers égards. Leur utilisation participe au contournement par les politiques des problématiques sociale et économique nationales, présentant comme solution la production de familles « heureuses » stables économiquement. Contrairement à la notion de contrôle des naissances, la terminologie du planning familial ne sous-entend pas une politique anti-nataliste, et cette terminologie a pu satisfaire les différentes résistances idéologiques[44]. En l'état actuel, si le ministre Abdel Ghaffar reste fidèle à la *rhétorique* des droits humains et du consentement prêtée aux politiques contemporaines de planning familial[45], le président al-Sissi a laissé entendre que l'encadrement des libertés et droits reproductifs devait être envisagé en Égypte, pour le bien de la nation.

« *Je ne te suis pas sur la définition de la liberté dans son sens absolu. La liberté absolue dans la reproduction, pour des gens qui ne seraient pas conscients de l'ampleur du défi [de la démographie], c'est finalement toute la société et l'État égyptien qui en payent le prix. [La Chine, elle,] a su réaliser son programme.* » (Adresse d'al-Sissi à Abdel Ghaffar au PHDC'23, le 5 septembre 2023)

Le conditionnement croissant des aides sociales au nombre d'enfants ou à la consultation des services de planning familial semble introduire cette tendance au contrôle de la reproduction des Égyptiennes, les plus défavorisées en particulier, et amorcer une rupture avec la philosophie développementiste de l'auto-discipline, par des instruments de contrainte plus directs.

Conclusion

Améliorer et faciliter l'accès des populations les plus précaires à la santé, tel est l'objectif principal de la réforme de la santé publique en cours, conçue par le MSP et les bailleurs de fonds. Par la promotion des services de soins primaires dans les centres qui maillent de manière inégale le territoire égyptien, il s'agit de renforcer les services de proximité auprès d'une population de plus en plus nombreuse. Le MSP cible les territoires qui sont les moins bien desservis – les zones rurales notamment – et les populations les plus défavorisées, incitant aux soins et ouvrant de nouvelles infrastructures. La médecine de famille, bien que dévalorisée dans les représentations collectives, est la spécialité qui est associée à ces soins primaires. Cependant, au cœur des campagnes encourageant les populations marginalisées au suivi médical, la planification familiale est un élément de plus en plus central, voire contraignant. Les mères sont incitées à plus de visites médicales pour planifier leur contraception. Particulièrement stigmatisée, la fécondité des femmes « des marges » économiques et géographiques semble préoccuper les autorités publiques : elles, qui n'ont d'autres choix que de consulter dans des centres publics et qui se voient conditionner des aides de l'État au nombre de leurs enfants ou à leurs consultations médicales en lien avec la santé reproductive, se trouvent incitées à mieux contrôler leur fécondité, d'autant plus que le secteur public de la santé promeut plus fortement l'usage de contraceptifs de long terme. Si la pratique du ciblage des populations précaires n'est pas nouvelle et s'inscrit dans la continuité des politiques de planification familiale égyptiennes depuis l'avant indépendance, la question démographique est renouvelée depuis 2014 et la nouvelle présidence : elle est clairement posée comme obstacle au développement économique et, plus récemment, à la sortie de crise de l'Égypte. Mais cet agenda démographique semble inviter à des écarts par rapports aux accords de la CIPD quant au droit des familles à une fécondité choisie et informée. Autrement dit, si la réforme de la santé publique est pensée pour améliorer la santé de toutes et tous, dont la santé reproductive, la définition par ailleurs de la question démographique comme problème public majeur sur la scène politique ouvre une fragilisation des droits sexuels et reproductifs.

Notes

1 La première phase a commencé en 2019 dans le gouvernorat de Port Saïd, et est étendue aujourd'hui aux cinq gouvernorats d'Ismaïlia, de Suez, du Sinaï du Sud, et du Sinaï du Nord.

2 Conférences de l'OMS en 1978 et 2018.

3 Rebekka Grun et Javier Ayala, "Impact Evaluation of the Egyptian Health Sector Reform Project. Pilot Phase", Washington, *The International Bank for Reconstruction and Development* -

World Bank, 2006.
4 Central Agency for Public Mobilization and Statistics, capmas.gov.eg.
5 Nana Abuelsoud, "More than numbers! As Egypt's population topped 100 million this year", eipr.org, 4 août 2020.
6 Mariam Ghafir, *Du « transfert » à la renégociation d'une norme internationale de genre en contexte national : pour une sociologie de l'action publique multi-niveaux. Le cas de la politique d'éradication de l'excision en Égypte*, mémoire de recherche, Sciences Po Paris & Inalco, 2021 (non-publié)
7 En particulier : Banque mondiale, Fonds des Nations Unies pour la Population, Agence américaine de développement, Agence française de développement.
8 Les travaux de Beth Baron (2008), Laura Bier (2008), ou plus récemment Laure Pesquet (à paraître).
9 Kamran Asdar Ali (2002) s'est attardé sur le programme américain de planification familiale et ses effets anthropologiques sur les femmes égyptiennes. Nana Abuelsoud (2020) a publié plusieurs articles journalistiques sur la politique démographique actuelle.
10 Les recherches de Marie Vannetzel (2019) ou encore ceux de Hania Sholkamy (2014).
11 Entretien avec une employée en organisation internationale, septembre 2023.
12 Walid Abdelsalam, « La médecine de famille... mot de passe du nouveau sytème de couverture de santé » (en arabe), Youm7.com, 8 juillet 2019.
13 Saeed S Abduljalil Soliman et Kevork Hopayian, "Egypt: on the brink of universal family medicine", Londres, *British Journal of General Practice*, 69, n° 679, 2019, p. 82.
14 20,5 % des femmes (âgées entre 15 et 49 ans) issues des zones rurales se plaignent d'un manque d'accès aux infrastructures de santé du fait de la distance, pour 13,8 % des femmes issues des zones urbaines. El Zanaty and associates, "Egypt Demographic and Health Survey 2014", Le Caire & Rockville, *Ministry of Health and Population & ICF International*, 2015.
15 Je reprends l'acception des « marges » de l'État telle que développée par V. Das et D. Poole, pour qualifier ici les zones et populations ciblées par les programmes mentionnés. Voir Veena Das et Deborah Poole, *Anthropology in the margins of the state*, Santa Fe, School of American Research Press, 2004.
16 Taghreed Farhat, "The History of Family Medicine in Egypt", Shibin al Khom, *Egyptian Family Medicine Journal*, n.d. ; Saeed Abduljalil Soliman et Kevork Hopayian, *op. cit.* ; entretiens avec des bénéficiaires et des étudiants en médecine, hiver 2023.
17 Abdel-Hamid Sharaf el-Din et Heba Al-Laithy, "Income and Expenditure Survey", Le Caire, *Central Agency for Public Mobilization and Statistics*, 2019.
18 "Takaful and Karama cash transfer expansion and systems building project. Environmental and social management framework", Le Caire, *Ministry of Social Solidarity*, 2022.
19 Cette pratique des campagnes publicitaires qui ciblent la question démographique n'est pas nouvelle en Égypte : la référence à la série de spots télévisés *Hassanein wa Muhammadein* (« Deux Hassan et deux Muhammad ») portée par la chanteuse Fatma Eid au début des années 1980 est explicite.
20 Laure Pesquet, « Le planning familial, les associations féminines et l'État-providence en Égypte de Fouad Ier à Nasser (années 1930-1960) », Rennes, *Monde(s). Histoire, Espaces, Relations*, à paraître.
21 Beth Baron, "The Origins of Family Planning", Durham, *Journal of Middle East Women's Studies*, 4, n° 3, 2008, pp. 31-57.
22 Politique de libéralisation économique amorcée par le président Sadate.
23 Kamran Asdar Ali, *Planning the family in Egypt: new bodies, new selves*, Le Caire, American University in Cairo Press, 2002.
24 "Egypt Family and Health Survey 2021", Le Caire, *Central Agency for Public Mobilization and Statistics*, 2022.
25 *Ibid.*
26 *Ibid.*
27 Les récits de bénéficiaires mobilisés ici proviennent de quartiers populaires du Caire, notamment : Shobra, Matareya, el-Marg, el-Khang et el-Qalab. Hiver 2023.
28 Une enquêtée explique ne jamais avoir respecté la durée recommandée pour le port d'un

stérilet (trois ans), car elle préférait se rendre le moins possible au centre.
29 L'ampleur et le degré des violences gynécologiques (qu'elles soient physiques ou psychologiques) pourra être approfondi dans la suite de la recherche dont cet article est un premier aperçu. Les travaux qui ont porté sur les périodes précédentes documentent des cas de violences gynécologiques dans les services de planning familial égyptiens. Voir : K. A. Ali, *op. cit.* et L. Pesquet, *op. cit.*
30 Marie Vannetzel, « Visées allogènes et endogènes de la réforme des subventions à la consommation en Égypte », Le Caire, *Égypte/Monde arabe*, n° 20, novembre 2019, pp. 127-155.
31 La question alimentaire est jumelle de la question démographique (Timothy Mitchell, *Rule of experts: Egypt, techno-politics, modernity*, Berkeley, University of California Press, 2002). Plusieurs discours du Président évoquent la nécessité pour les Égyptiens de sacrifier leur faim au profit du « développement » de l'Égypte. Exemples du 11 novembre 2015 à Charm al-Cheikh et du 30 septembre 2023 à un congrès au Caire.
32 Laure Pesquet, *op. cit.*
33 Conférence *Egypt Vision 2030.*
34 T. Mitchell montre que la production de ressources agricoles suffisantes n'a pas été mise à mal par la démographie croissante mais par la transformation des régimes alimentaires des classes favorisées et des touristes ou résidents étrangers entre les années 1960 et 1980 : la consommation de viande par ces populations est une variable clé, car l'augmentation du besoin en graines a enclenché la dépendance alimentaire vis-à-vis des États-Unis. Timothy Mitchell, *op. cit.*
35 Anne Goujon et Zakarya Al Zalak, « Pourquoi la fécondité augmente-t-elle à nouveau en Égypte ? », Paris, *Population & Sociétés*, N° 551, n° 1, 2018, pp. 1-4.
36 El Zanaty and associates, "Egypt Demographic and Health Survey 2008", Le Caire & Rockville, *Ministry of Health and Population & ICF International*, 2009 ; El Zanaty and associates, *Egypt Demographic and Health Survey 2014*, *op. cit.* ; *Egypt Family and Health Survey 2021*, *op. cit.*
37 Entretien en février 2023.
38 « Programme de Développement de la famille », présentation du 28 février 2022, site du ministère de la Planification et du Développement économique (mped.gov.eg)
39 Jocelyne Dejong, « La santé reproductive au Moyen-Orient : un programme d'action défini au niveau international ? », in *Politiques de santé sous influence internationale : Afrique, Moyen-Orient*, Lyon, Maison de l'Orient et de la Méditerranée, 2005.
40 Fonds des Nations unies pour la Population, « Programme d'action de la Conférence internationale sur la Population et le Développement », New York, *Rapport de la Conférence internationale sur la Population et le Développement*, octobre 1994, pp. 3-130, parag. 11.15.d.
41 T. Mitchell souligne les enjeux structurels d'une précarité en réponse à laquelle la fécondité est envisagée comme une ressource économique. Timothy Mitchell, *op. cit.*
42 Analysant le cas français de la médicalisation de la contraception, N. Athéa écrit qu'« *une norme contraceptive, sociale et médicale s'est construite* », et reprenant Nathalie Bajos (2002), qu'elle « *instaure un devoir contraceptif, une déviance en cas d'échec, et laisse peu de place à l'ambivalence des femmes* ». Les agences de développement internationales ont été des vecteurs de cette rationalisation des comportements reproductifs vers les pays dits des Suds. Nicole Athéa, « Médicalisation de la vie reproductive des femmes : quelques aspects », Paris, *Revue française des affaires sociales*, n° 3, 2020, pp. 131-144.
43 Kamran Asdar Ali, "Faulty Deployments: Persuading Women and Constructing Choice in Egypt", Cambridge, *Comparative Studies in Society and History*, 44-02, 2002, pp. 371-388.
44 Laura Bier, "From birth control to family planning: Population, gender, and the politics of reproduction in Egypt", in *Family in the Middle East: ideational change in Egypt, Iran, and Tunisia*, Londres, Routledge, 2008, pp. 56-79.
45 Voir ses prises de parole pendant le PHDC'23.

Mohamed Mebtoul

Unité de recherche en sciences sociales et santé (GRAS), Université d'Oran 2, Mohamed Ben Ahmed

Algérie, entre populisme et marchandisation, un système hybride de soins

Résumé

Cet article propose d'analyser le fonctionnement du système de soins algérien en termes d'« hybridité sanitaire ». Celle-ci se caractérise par les multiples interpénétrations entre le populisme sanitaire, profondément ancré dans l'histoire de la société algérienne depuis les années 1970, et la marchandisation des soins qui se développe à partir des années 1990. Le poids du secteur étatique de soins s'est en effet accompagné d'une fragilité dans la réalité quotidienne, d'une déconnexion de la réalité sociale et humaine, à l'origine de la montée du secteur privé. L'hybridité du système de soins, profondément ancré dans les équilibres et compromis politiques, a accentué les inégalités d'accès à la santé.

Abstract

This article proposes to analyse the functioning of the Algerian healthcare system in terms of 'health hybridity'. This system is characterised by the multiple interpenetrations between health populism, which has been deeply rooted in the history of Algerian society since the 1970s, and the commodification of health that began to develop in the 1990s. The weight of the State healthcare sector has been accompanied by a fragility in day-to-day reality, and a disconnection from social and human reality, which has led to the rise of the private sector. The hybrid nature of the healthcare system, deeply rooted in political balances and compromises, has accentuated inequalities in access to healthcare.

Le système de santé algérien peut être défini par son hybridité. Entre un populisme sanitaire profondément ancré dans l'histoire de la société algérienne - caractérisé par un égalitarisme formel construit dans une société devant être socialement homogène - et une marchandisation des soins plus récente, datant de la décennie 1990, cette notion d'hybridité semble être au centre des transformations contemporaines du système de soins algérien.

L'hybridité sanitaire se traduit par les multiples enchâssements entre les deux logiques de soins. D'une part, la persistance politique du populisme sanitaire nourrit et renforce le secteur privé des soins, conduisant à la valorisation sociale des segments professionnels les plus lucratifs (chirurgie, cardiologie, gynécologie, etc.). D'autre part, une certaine insatisfaction des médecins-entrepreneurs des cliniques privées est précisément alimentée par le caractère difforme du marché des soins contrôlé par l'État, limitant leur position socio-économique dans le champ de la santé.

Le paradoxe du système de soins hybride est de se situer dans l'entre-deux, conjuguant l'omnipotence de l'État algérien et la montée de la marchandisation des soins, indissociable de la baisse de la rente pétrolière et de ses effets sur le politique. L'hybridité a été rendue possible par la mise en œuvre d'une gestion centralisée et administrée, orpheline de toute régulation contractualisée de la société[1]. Celle-ci est profondément réifiée. Elle est assimilée au « peuple », mot mobilisé en permanence par les responsables politiques. Il s'agit d'ignorer sa composante plurielle au profit d'un « Nous » totalisant en rupture avec la réalité sociale diversifiée. Par exemple, la gratuité des soins datant de 1973, a été instituée pour tous les Algériens sans aucune distinction sociale. Elle a pris corps sous la présidence de Houari Boumédiene (1965-1979) qui s'est engagé dans un développement social, sanitaire et économique conçu sous forme de greffes volontaristes mises en œuvre dans une société profondément sous-analysée[2].

Sociologue du quotidien[3], notre regard est focalisé sur « les *multiples insignifiances* »[4] qui s'infiltrent dans le champ des soins. Il s'agit d'éviter qu'une approche globale et fonctionnelle du système de soins, centrée sur la visibilité du nombre de structures de soins et de médecins que les pouvoirs publics ne manquent pas de mettre en exergue, masque la réalité des rapports sociaux concrets.

La complexité de la réalité socio-sanitaire avec ses dynamiques d'affrontement et de tractations entre les agents de la santé[5], permet de mettre au jour les inégalités de santé entre les différentes catégories de patients. Notre posture critique indique enfin l'emprise d'une bureaucratie sanitaire centralisée, opaque et violente[6], impliquée dans la mise en forme socio-sanitaire et politique des deux secteurs, étatique et privé, des soins.

Le financement de la gratuité des soins a été rendu possible par l'appropriation des revenus pétroliers consécutifs à la nationalisation des champs pétroliers, détenus jusqu'au 24 février 1971 par le pouvoir colonial français. Toutefois, la baisse de la rente pétrolière à partir de 1986 a entraîné une chute des ressources financière du secteur étatique sanitaire. Affaibli par la désaffiliation progressive d'un nombre important de spécialistes des centres hospitaliers universitaires, paralysés par une administration lourdement bureaucratique, le secteur public de la santé, loin de concurrencer le secteur privé des soins qui a émergé au cours de la décennie 1990, s'est plié à une logique d'imbrication. Le populisme sanitaire et la marchandisation des soins régissent ainsi de concert les activités de soins, en actionnant leurs réseaux professionnels respectifs dans une alliance explicite et légale. Cette alliance peut être aussi invisible, au profit du marché, qui s'accommode de la déliquescence des hôpitaux permettant aux médecins spécialistes de l'hôpital d'accroître de façon substantielle leurs entrées financières[7].

En conséquence, le politique a opéré une double captation. D'un côté, il renforce l'édifice étatique de soins dans une optique populiste, quand les revenus pétroliers sont importants[8], de l'autre, il assure le contrôle administratif des cliniques privées. Le système de soins hybride est ainsi « pris » dans une cohabitation difforme entre le marché et l'État, imposant un équilibre visant à assurer la paix sociale, en quête autoritaire d'un consensus politique effaçant toute reconnaissance de la citoyenneté[9]. Selon Balibar, un « *consensus, loin de constituer une condition de la démocratie constitue une forme redoutable de la violence politique, qui porte sur les opinions, les mœurs ou les valeurs culturelles* »[10].

Il s'agit donc de comprendre le fonctionnement du système de soins algérien en montrant ses multiples interpénétrations entre le secteur étatique des soins et le marché privé des soins. Dans un premier temps, nous analysons le contenu du populisme sanitaire mis en scène durant la décennie 1970. S'il est important de rappeler son ampleur et sa densité, nous insistons sur sa fragilité dans la réalité quotidienne, à l'origine de la montée du secteur privé des soins. Ceci nous permet d'appréhender dans un deuxième temps, les enjeux socio-sanitaires qui se cristallisent dans l'hybridité sanitaire, en révélant ses imbrications politique, économique et sociale. Celle-ci est enfin dominée par le modèle curatif, qui occulte toute éthique de la délibération entre les acteurs de la santé et les patients, en l'absence d'une prévention socio-sanitaire contractuelle[11].

Les limites du populisme sanitaire

Quatre éléments importants semblent avoir fait jonction pour autoriser la mise en place d'un secteur étatique des soins important et diversifié. Ce sont l'idéologie socialiste, le déracinement du monde rural[12], le dénuement sanitaire de la population et l'appropriation de la rente pétrolière.

En 1975, deux années après l'adoption de l'ordonnance présidentielle instituant la gratuité des soins, se met en place la programmation sanitaire avec l'adoption de normes : un centre de santé pour 6000 à 7000 habitants, une polyclinique pour 15 à 25 000 habitants, un hôpital par daïra (sous-préfecture) et un hôpital par wilaya (préfecture).

En 1979, sont créés les secteurs sanitaires (185 au total) et les sous-secteurs sanitaires qui englobaient sous une même autorité, à la fois les différents hôpitaux, les CHU et les structures de soins de santé primaire d'une région donnée. Les étudiants en médecine avaient la possibilité de réaliser leurs différents stages d'internat dans les villages les plus reculés. Les malades pouvaient suivre un parcours de soins rapide et cohérent, en l'absence de hiérarchie entre les différentes structures de soins. Or cette coordination des différentes structures de soin, sous une même autorité, a été remise en question en 1986, par le décret 86-25 du 11 février, permettant aux CHU de s'autonomiser des structures de soins dites « périphériques », attribuant un sens pertinent à l'hospitalo-centrisme[13].

Fatima-Zohra Oufriha souligne « *la volonté hégémonique et monopoliste du secteur étatique des soins, à qui des moyens considérables sont alloués* »[14]. Cependant, l'égalitarisme sanitaire fictif a fait abstraction de toute rationalisation financière des moyens techniques et humains disponibles. L'essentiel se situait dans la construction rapide des structures de soins dans les différents espaces de la société locale. L'objectif résidait dans la réduction conséquente des maladies transmissibles, en accédant à la vaccination obligatoire pour tous les enfants. Cet objectif a été bien rempli : dès les années 1980, on assiste à une nette régression des maladies infectieuses qui ne font plus partie des premières causes d'hospitalisation. Plus largement, l'édifice sanitaire étatique imposant, pluriel et hiérarchisé (centres hospitaliers universitaires, hôpitaux spécialisés et généraux, polycliniques, centres de santé et salles de soin) a permis un encadrement sanitaire proche de la population, sans pour autant aboutir à une proximité avec les patients[15]. La pyramide sanitaire verticale a de la sorte montré ses limites. Si le populisme sanitaire a été une « belle » construction sociopolitique *a priori*, elle a fait montre de décalage avec les interprétations sanitaires profanes, produites à partir des savoirs d'expérience des patients.

Le centre hospitalo-universitaire conçu comme un pôle sanitaire sélectif, hiérarchisé, ne devant soigner que les pathologies chroniques et graves, a été contraint d'assurer aussi les premiers soins pour un nombre important de patients, qui en ressentaient l'urgence, face à « *la fièvre qui monte et peut tuer* » ; « *le sang qui coule abondamment* » ; « *l'impératif d'une échographie n'étant disponible qu'à l'hôpital* ». En effet, la gratuité des soins n'a pas été suffisante pour obtenir une « discipline » des corps malades respectant le parcours de soins imposé par les responsables sanitaires. Le centre hospitalier universitaire est donc contraint de satisfaire aux multiples demandes des agents sociaux. Le sentiment de frustration des spécialistes de l'hôpital s'exprime explicitement à l'égard des responsables sanitaires. Ceux-ci auraient rompu le pacte médical rêvé par les spécialistes au cours de leur formation universitaire : la disponibilité des moyens techniques, des patients « obéissants » aux prescriptions médicales et des conditions sociales et techniques dignes d'une élite médicale spécialisée[16]. Les CHU ont accueilli un grand nombre de patients contraints à l'errance sociale et thérapeutique en raison de l'absence de spécialistes et de moyens techniques dans les hôpitaux localisés dans leurs régions respectives. Quarante structures hospitalières construites entre 1980 et 1982 grâce à une importante rente pétrolière, étaient dans l'impossibilité de fonctionner normalement : le personnel de santé était rare et les équipements insuffisants. Parce que leur création rapide et volontariste n'a été précédée d'aucune étude socio-économique pour identifier les contraintes sanitaires de la région, ces hôpitaux ont représenté une véritable gabegie financière pour l'État algérien[17]. Les patients de condition modeste et sans capital relationnel, étaient contraints de se déplacer dans les centres hospitaliers universitaires (CHU) situés dans les grandes villes, pour tenter de se soigner, prenant en charge les dépenses financières liées aux examens complémentaires, à l'imagerie médicale assurés dans le secteur privé, le transport et l'hébergement du patient accompagné d'un membre de sa famille. Ceci montrait la fragilité de la gratuité des soins.

Nous étions ainsi bien en présence d'un égalitarisme trompeur. En effet, certains patients étaient plus protégés que d'autres. Les élites économiques avaient leurs propres espaces de soins gérés de façon autonome par les grandes entreprises industrielles, dites « sociétés nationales », construites au cours de la décennie 1970. L'institution militaire a mis en place « ses » hôpitaux spécifiques. Les prises en charge médicales à l'étranger étaient très discrétionnaires[18]. Ces structures de soins sélectives étaient situées côte à côte d'un hospitalo-centrisme discontinu et des structures dites « périphériques » dominées par une médecine générale à la marge et des soins de santé primaire centrés sur la protection maternelle et infantile[19]. La discontinuité dans le fonctionnement des CHU avait pour raisons majeures la lourdeur des procédures d'acquisition des équipements techniques, une gestion dominée par une attente incertaine liée aux multiples injonctions politico-administratives. Enfin, le clientélisme structurel continuait à assurer un rôle central dans la désignation des directeurs des structures de soins.

Ces différents pôles socio-sanitaires, constitués de façon centralisée et imposante, ont éjecté à la marge la médecine libérale qui était l'objet d'une logique de soupçon de la part des responsables politiques.

Le contexte politique et intellectuel de la décennie 1970, dominée par une croyance politique dans le changement social et économique de la société algérienne et la critique politique de l'ordre économique mondial considéré comme moralement injuste, avait contribué au refus de toute ouverture du marché privé des soins. Le sentiment national impulsé par le président Boumédiene, a pesé de tout son poids pour réfuter toute autre dynamique sanitaire antinomique à un égalitarisme prescrit des soins.

La réforme universitaire de 1971 s'était fixée comme objectif de former mille médecins par an[20] dans le but de renforcer le système étatique de soins. La massification de l'enseignement primaire, secondaire et supérieur à partir des années 1970, va se reproduire à l'identique au cours des décennies ultérieures et devenir une constante politique. Le paradigme marxiste durant la décennie 1970 a profondément imprégné la formation des étudiants algériens qui ont soutenu – même de façon critique pour certains d'entre eux – le processus de transformation sociale et sanitaire déployé par l'État.

Toutefois, James S.Scott montre les limites de l'omniprésence de l'État qui administrait par le haut la société algérienne, en occultant ses désirs et ses souhaits[21]. En s'identifiant de façon fusionnelle avec le « peuple », celui-ci est conduit à brimer ses passions, en usant de récits politiques héroïsés et uniformes qui dévoilaient les limites du populisme[22]. Le processus décisionnel était extérieur aux contraintes quotidiennes des agents de la société locale. Les vingt-deux programmes sanitaires conçus verticalement par la bureaucratie sanitaire centralisée[23] étaient comparables à des « greffes » imposées de façon brutale à la population locale et aux professionnels de la santé, peu au fait des directives : « *Concernant ce programme du dépistage du cancer, nous n'avons pas été associés du tout, ni de près ni de loin. Le lancement de cette opération n'a pas été planifié, ni discuté par les instances de gestion de notre établissement de santé, ni au conseil d'administration ni au conseil médical…* »[24] (médecin généraliste, polyclinique). Les déterminants économiques et sociaux sont évoqués de façon récurrente par la population vulnérable, qui rappelle que les conditions de vie doivent primer sur une stricte logique de distribution des soins. « *Mais il ne faut jamais oublier que le logement, la nourriture, les habits font partie de la santé. C'est pour cela que j'insiste que c'est le pauvre qui tombe souvent malade* »[25] (femme, 42 ans, employée de bureau, quatre enfants).

L'absence d'une articulation des systèmes de soins avec les autres sphères de la société, fréquente dans les pays du Maghreb[26], renforce les ruptures entre les déterminismes socio-économiques et les modes de distribution des soins. L'alimentation, le logement, l'environnement physique et social sont restés à la marge de la médicalisation[27] qui impose ses référents de façon autoritaire dans la société algérienne.

Finalement, la fragilisation financière du populisme sanitaire à partir de la décennie 1990 a permis au secteur privé des soins de se présenter comme un amortisseur de la crise sanitaire et politique. L'État va alors rapidement tenter de le façonner dans une logique « intégrative », dans le but de préserver la paix sociale, et d'éviter la contestation des acteurs de la santé.

L'hybridation du système de soins : imbrications politiques, économiques et sociales

L'hybridation recouvre l'idée du croisement entre deux entités socio-sanitaires : le marché privé des soins et le populisme sanitaire représenté ici par les centres hospitaliers universitaires. Leur enchâssement efface toute concurrence entre eux. Ils se renforcent mutuellement à partir de leurs réseaux qui partagent les mêmes affinités socioprofessionnelles. L'entre-deux sanitaire devait permettre de faire face à la crise de la reproduction à l'identique des structures étatiques des soins, et en particulier des CHU.

Les pouvoirs publics sont conduits à légaliser le marché privé des soins par la création de cliniques privées, tout en optant pour une insertion contrôlée de ses activités, en les soutenant par l'octroi gratuit des terrains et la facilitation des prêts bancaires. Le décret 88-08 de mai 1988 précise que ces établissements privés ne pourront être exploités que par un médecin, une association à but non-lucratif ou une mutuelle d'assurance (article 208 bis). Mais très rapidement, sous la pression d'entrepreneurs industriels privés, un décret d'octobre 1988, permet de les intégrer à la direction des cliniques, à la condition que celles-ci soient gérées par un médecin. Leurs responsables ne cessent en effet de mettre en exergue l'impossibilité d'agir de façon autonome. Ils évoquent la prégnance de la bureaucratie sanitaire qui a pour mission de contrôler scrupuleusement le respect des normes de construction, le fonctionnement au quotidien, les règles d'hygiène et les modalités de recrutement du personnel. Le prix des prestations sanitaires reste toutefois à la discrétion des directeurs des cliniques.

« *Mon père m'a au départ motivé. Mais surtout un homme qui est venu de la wilaya (préfecture), Mr. X. qui était à l'époque secrétaire général de la wilaya d'Oran. Il nous a réunis pour nous dire : « On va faire des cliniques privées à Oran ». On était huit médecins spécialistes. Et c'est comme cela, qu'on a pu obtenir gratuitement les terrains en 1989. On a réalisé notre rêve. Ma clinique comporte 48 lits d'hospitalisation et 6 lits de réanimation. Il faut dire que c'est l'État qui nous a encouragés par le biais du secrétaire général de la wilaya. C'est donc une initiative de l'État* »[28] (médecin spécialiste, responsable de la clinique en ORL, Oran).

Affaibli financièrement, le populisme sanitaire est en fait au cœur du processus de marchandisation des soins. Sans le personnel des hôpitaux, le secteur privé des soins n'aurait pas pu se constituer rapidement. Les spécialistes des hôpitaux, confrontés à une crise d'identité professionnelle[29], vont s'infiltrer dans un espace de soins qui leur permet de valoriser de façon autonome la profession médicale. La clinique privée est identifiée à un espace de soins « *où peut s'épanouir le talent, un symbole de modernité et un gage de leur compétence* »[30].

Les responsables sanitaires évoquent ainsi la montée du secteur privé des soins : « *Après avoir été limitée essentiellement aux activités de consultation, le secteur privé des soins a connu un développement rapide dans les années 1990, à la faveur de la promulgation de la loi 88-15 du 3 mai 1988 et du décret 88-204 du 18 octobre 1988, fixant les conditions de réalisation et de mise en fonctionnement des cliniques privées. Son champ d'intervention s'est étendu aux activités d'exploration (biologiques et radiologiques) et d'hospitalisation (chirurgie et gynécologie-obstétrique, notamment* »[31].

Faut-il préciser que sa visibilité sociale et sanitaire dans la société est indissociable des dysfonctionnements des hôpitaux : pénurie et pannes fréquentes de moyens techniques les plus élémentaires, 80 % du budget sont consacrés aux salaires, les lits sont insuffisants, les accouchements des parturientes sont assurés dans des conditions sociales et techniques anomiques. Le soutien des proches parents du malade, assurant un travail sanitaire invisible, gratuit et non-reconnu dans l'espace domestique comme professionnel (transport du malade, préparation de la nourriture, apport des draps, quête de sang, réalisation des examens dits complémentaires dans les laboratoires privés d'analyse médicale) a été déterminant dans la reproduction même discontinue de l'hôpital[32].

Toutefois, l'élite médicale des cliniques privées ne pouvait pas occulter le fait que son expérience sociale et professionnelle avait été acquise à l'hôpital. L'évocation en est constante, même dans sa négation la plus radicale. Ces médecins affirmaient qu'ils ne souhaitaient plus être confrontés à un dispositif administré des soins, générateur de violences symboliques et de non-reconnaissance sociale à leur égard.

Le reclassement socioprofessionnel du médecin spécialiste dans le secteur privé le rapproche de la vision utopique intériorisée durant la formation médicale[33]. La réussite sociale et professionnelle de l'élite médicale privée[34] renforce son pouvoir médical confisqué par la bureaucratie sanitaire centralisée.

L'égalitarisme largement fictif[35] a favorisé l'extension de la marchandisation des soins. Si la gratuité donnait une visibilité politique au populisme sanitaire, dans le quotidien, elle n'a pas mis fin à la distinction entre patients anonymes et patients privilégiés, qui s'opérait selon le capital relationnel détenu par le malade, essentiel pour pouvoir bénéficier rapidement d'une opération chirurgicale.

Dans les cliniques privées, la rigueur professionnelle était perçue par les médecins comme un impératif catégorique pour justifier leur pouvoir médical, ce qui ne semblait pas être le cas, dans les centres hospitaliers universitaires. « *J'ai toujours dit qu'il ne faut pas être familier dans le travail. Je n'aime pas la familiarité avec le personnel paramédical. Au sein de l'hôpital, je donne des instructions à une infirmière, je reviens. L'instruction n'est pas appliquée. Tout simplement, une chose qui ne peut pas arriver ici dans une clinique privée. Je n'ai jamais eu ce problème ici. Un travail, elle le fait tout de suite. Je peux vous donner l'exemple de Mme X. J'ai travaillé à l'hôpital avec elle, et maintenant dans le privé. Quand elle est là, je suis tranquille. Ici, quand il y a une absence, on enlève de la paie. C'est la sommation. Sauf, si c'est une absence justifiée. Si la personne n'a pas prévenu, c'est la sanction immédiate. Certaines ont été mises à la porte. On ne peut pas se permettre. Dans la clinique privée, ils ont plus peur. C'est certain. À l'hôpital, les gens n'ont pas peur. La paie vient tous les mois* »[36] (gynécologue, femme, clinique R.).

Le nombre croissant de médecins spécialistes partis dans le secteur privé[37] et dans les hôpitaux français est indissociable des facteurs politiques, économiques et sociaux qui ont favorisé leur désaffiliation des centres hospitaliers universitaires algériens. Ce qu'il est convenu de nommer la « guerre intérieure » entre les islamistes et le pouvoir algérien[38] dans les années 1990 a produit des traumatismes importants dans la société qui en porte aujourd'hui encore les traces, notamment du fait du nombre de personnes disparues[39] dont les proches parents n'ont pas pu assurer le travail de deuil.

Cela n'a pas été sans conséquences sur le fonctionnement du système de soins, accentuant aussi l'exode des médecins vers les hôpitaux français[40].

Aussi, les responsables politiques ont été contraints en 1994 de se soumettre au réajustement structurel imposé par le Fonds monétaire international et la Banque mondiale. Leur dépendance financière à l'égard du capitalisme global va réduire leurs marges d'autonomie politique. Ils sont contraints de réduire le programme de santé destiné au secteur étatique de soins et de renforcer brutalement le libéralisme économique et sanitaire, au détriment des familles et des patients, conduits à accroître de façon substantielle leurs dépenses de santé.

La crise socio-sanitaire devient aussi une crise politique, obligeant les pouvoirs publics à anticiper les contestations de la population la plus touchée financièrement qui ne peut plus se soigner ni réaliser tous les examens dits « complémentaires » au sein du secteur privé. Ceci est reconnu par les responsables de la santé : « *Le mécontentement des usagers et du personnel de santé face à la dégradation des prestations du secteur public, pousse l'État à promouvoir davantage le secteur libéral, lui transférant une part de plus en plus grande des soins ambulatoires et hospitaliers, mais sans encadrement juridique approprié ni programmation nationale des investissements. Par ailleurs, le tarif des actes pratiqués par le secteur privé des soins n'est pas réévalué par la sécurité sociale et de ce fait une grande part des frais induits par le développement du secteur privé est à la charge des ménages. Ces mesures vont modifier la structure de la dépense nationale de santé, portant la part des ménages à près de 30 %, celle de l'État à 40 % et le reste à la charge de la sécurité sociale* »[41].

En 1995, le ministère de la Santé, de la Population et de la Réforme hospitalière institue par décret le ticket modérateur qui va obliger les patients à payer la prestation médicale dans les structures étatiques de santé, jusqu'à 100 DA pour la consultation d'un spécialiste et à 50 DA[42] pour celle d'un médecin généraliste. Nos enquêtes de terrain montrent cependant les multiples contournements de ce décret, permettant aux patients détenteurs du capital relationnel de s'affranchir du paiement. Le discrédit d'un nombre important de patients à l'égard des structures de soins (polycliniques, centres de santé, etc.) accentue leur recours plus fréquent à la médecine libérale. De fait, depuis trois décennies, on observe une prolifération rapide des laboratoires privés d'analyse médicale et des centres d'imagerie médicale au sein des cabinets des médecins spécialistes libéraux et des pharmacies privées. Dans un quartier à l'Est d'Oran, on trouve ainsi cinq pharmacies, une quinzaine de médecins libéraux, deux laboratoires d'analyses médicales et trois cliniques privées situées côte à côte, du fait que les pouvoirs locaux leur ont attribués gratuitement les terrains dans le même quartier. Ainsi, au niveau global, les chiffres révèlent une appropriation capitalistique de la santé.

L'imbrication entre le populisme sanitaire et le marché privé des soins se renforce : elle met en évidence une alliance à la fois professionnelle et corporatiste entre certaines catégories de spécialistes. Les spécialités les plus représentés en 2015 dans le secteur privé des soins sont la cardiologie (60,3 %), la radiologie (53,5 %), la dermatologie (66,1 %), la rhumatologie (53,1 %), la gastro-entérologie (50,5 %) et l'endocrinologie (51,3 %). Les autres segments professionnels moins lucratifs et plus proches de la santé publique sont cantonnés dans le secteur étatique, notamment la médecine légale, la médecine du travail, la psychiatrie, etc.[43]. Cette alliance est reconnue par l'État qui va légaliser en 1999 la double activité professionnelle des spécialistes de l'hôpital. Elle apparait comme une « fuite en avant » du politique face aux conditions sociales et de travail médiocres dans les centres hospitaliers universitaires. Le décret 99-236 du 19 octobre 1999 régulant l'activité complémentaire des spécialistes autorise en effet les médecins hospitaliers à travailler dans les cliniques privées deux demi-journées par semaine ; mais en réalité, le spécialiste de l'hôpital se perçoit davantage lié au secteur privé, n'hésitant pas à exercer un temps plus important que celui qui lui est prescrit, ce qui lui assure des rentrées financières conséquentes en comparaison du salaire fixé aux médecins par l'État.

Ainsi, le modèle curatif dominant aboutit à la dépréciation de la médecine générale, confinée dans les structures de soins dites « périphériques » et non-reconnue comme une spécialité par les facultés de médecine. Celle-ci reste sous l'emprise hiérarchique des médecins spécialistes de l'hôpital[44]. Dans le secteur privé des soins, certains médecins généralistes tentent de « bricoler » leur statut en apposant sur les plaques localisées à l'entrée de leur cabinet, des titres de spécialistes, comme *Praticien spécialiste des enfants*, ou encore *Médecin spécialiste du diabète*. Notre enquête au centre-ville d'Oran et à l'entrée des cabinets de médecins généralistes nous a montré de façon dominante, l'évitement du titre de médecin généraliste, au profit de celui de spécialiste. Il s'agit de mettre en valeur les compétences professionnelles du médecin généraliste, en lui attribuant une spécialité, même s'il n'a pas le diplôme correspondant.

Si la médecine générale reste encore à redécouvrir dans toute son épaisseur sociale et humaine, les médecins spécialistes sont, quant à eux, omniprésents dans le champ des soins. Ils activent des réseaux professionnels composés à la fois des spécialistes de l'hôpital et ceux du secteur privé des soins, le capital social effaçant toute hiérarchie médicale entre le professeur de l'hôpital et ses anciens étudiants exerçant à présent dans les cliniques privées. « *J'ai*

33 ans. Je suis directeur technique de la clinique privée N. Je n'aurais jamais pu obtenir cela dans le secteur public ou ailleurs… Cela m'a valu d'être connu par les professeurs et les chefs de service de l'hôpital. Ils étaient nos maîtres, nos aînés. Or, c'est dans le privé, qu'ils nous ont vraiment connus. La relation aujourd'hui est différente. Je les appelle sur mon portable. Je les tutoie »[45] (réanimateur, directeur technique de la clinique privée).

Avec les médecins libéraux, les responsables de clinique privée privilégient une alliance plus soutenue mettant en jeu des intérêts réciproques. Par exemple, la mutualisation du bloc opératoire autorise le partage des gains en intégrant les patients-clients du médecin libéral au profit de la clinique privée.

A contrario, les rapports des responsables de cliniques privées noués avec la bureaucratie sanitaire centralisée sont l'objet de tensions explicites. Ils contestent le système de soins hybride producteur d'un marché privé difforme des soins qui leur semble « imparfait » et inégal, car ne bénéficiant pas des « privilèges » octroyés par l'État au secteur étatique des soins. Le rapport de force est déséquilibré entre d'une part la bureaucratie sanitaire centralisée détentrice du pouvoir d'attribuer ou non le quitus d'entrée aux postulants souhaitant exercer dans le secteur privé des soins, tout en contrôlant administrativement les cliniques privées[46], d'autre part, l'élite médicale, représentée depuis 2019 par l'association nationale des établissements hospitaliers privés, qui tente le « forcing » auprès des pouvoirs publics, pour permettre à ses adhérents de renforcer leur position socio-économique dans le champ médical algérien.

La reconnaissance de leurs prestations par la caisse nationale des assurances sociales devient ainsi un enjeu central qui se cristallise dans le rite de passage du médecin-entrepreneur à un statut de médecin partenaire dans une relation contractuelle avec les organismes de protection sociale. Il s'agit d'accroître de façon substantielle leurs activités de soins grâce au remboursement des prestations médicales assurées aux patients salariés. Leur insatisfaction est exprimée par la métaphore « *du compte-goutte* » (seules quatre spécialités ont pu être jusqu'à présent retenues pour le remboursement des prestations de soins : la chirurgie cardiaque, la dialyse, les accouchements et la cardiologie interventionniste), évoquée par le vice-président de l'association nationale des établissements hospitaliers privés. Le remboursement limité suscite une profonde incompréhension. « *Quand vous vous soignez en France avec la carte vitale, vous êtes remboursés de la même façon dans le privé que dans le public. Alors, que la caisse nationale des assurances sociales mette sur un pied d'égalité le secteur public et le secteur privé, et on va voir qui va survivre le plus* »[47] (chirurgien, directeur d'une clinique privée, Oran).

Conclusion

Le fonctionnement de ce système hybride de soins est dominé par des injonctions politico-administratives dictées par en haut aux différents agents de la santé. L'absence d'une décentralisation effective du système de soins les conduit à une perpétuelle attente d'État, laissant des blancs qui sont autant d'incertitudes et de discontinuités dans la réalisation de leurs activités quotidiennes.

L'entre-deux sanitaire a désormais une profondeur structurelle. Les conditions sociales et techniques anomiques de travail des médecins des hôpitaux persistent, et les médias algériens rendent compte de l'exode des praticiens spécialistes. La marchandisation des soins est banalisée dans la société algérienne, tout en étant perçue comme « inachevée » par les responsables des établissements hospitaliers privés qui aspirent à une « intégration » plus complète dans le système de soins. Ceci ne leur interdit pas de se constituer en réseaux professionnels dominés par les spécialistes qui exercent dans des segments de travail lucratifs.

L'hybridité du système de soins a accentué les inégalités de santé. On assiste à des inversions paradoxales : certains malades de condition sociale modeste, dans l'impossibilité temporelle d'être pris en charge à l'hôpital, ont recours aux cliniques privées pour se soigner, en hypothéquant les bijoux de famille[48]. Le modèle curatif hégémonique, consommateur d'imagerie médicale et d'examens dits « complémentaires » non-remboursés par la sécurité sociale, accroit la charge financière des patients vulnérables, contraints de recourir à des emprunts auprès de leurs proches.

A contrario, la bureaucratie sanitaire centralisée « navigue » avec aisance dans ce système hybride de soins, consubstantiel à la reproduction du système politique. La puissance de l'habitus politique des dominants[49] s'accompagne d'un refus persistant de toute reconnaissance du conflit politique, pourtant indispensable à une émulation et une concurrence entre acteurs sociaux et politiques dans l'espace public, condition centrale d'une transformation démocratique du système de soins en Algérie.

Notes

1 Robert Boyer, « Financiarisation », in *La société qui vient*, Paris, Seuil, 2022, pp. 167-184 ; Fatima-Zohra Oufriha, *De réforme en réforme. Un système de santé à la croisée des chemins*, Alger, CREAD, 2006.

2 *Ibid.*

3 Mohamed Mebtoul, « Un parcours de recherche. Le quotidien : clé de lecture de la société algérienne », Oran, *Insaniyat*, n° 80-81, 2018, pp. 17-34.

4 Henri Lefebvre, *La vie quotidienne dans le monde contemporain*, Paris, Gallimard, 1968.

5 Claude Javeau, « Routines quotidiennes et moments fatidiques », Paris, *Cahiers internationaux de sociologie*, vol. 2, n° 121, 2006, pp. 227-238.
6 David Graeber, *Bureaucratie*, Paris, Éditions Les liens qui libèrent, 2015.
7 Mohamed Mebtoul, « La privatisation des soins : l'exemple des cliniques privées », in *Le Soin, Sociomorphose. Journées d'étude des 27 et 28 janvier 2010, Perpignan-Oran*, Perpignan, Presses Universitaires de Perpignan, 2010, pp. 17-28 ; Mohamed Mebtoul, « Introduction générale », in *Famille et santé*, Rennes, Presses de l'EHESP, 2010, pp. 11-18.
8 Mohamed Mebtoul, 2023, *art.cit.*, pp. 125-136.
9 Mohamed Mebtoul, *ALGÉRIE. La citoyenneté impossible ?*, Alger, Éditions Koukou, 2018, p. 159-166.
10 Étienne Balibar, *Nous les citoyens d'Europe ? Les frontières, l'État et le Peuple*, Paris, La Découverte, 2001.
11 Patrick Perreti-Watel et Jean-Paul Moatti, *Le principe de prévention. Le culte de la santé et ses dérives*, Paris, Seuil, 2009.
12 Pierre Bourdieu, Abdelmalek Sayad, *Le déracinement. La crise de l'agriculture en Algérie*, Paris, Éditions de Minuit, 1964.
13 Jean-Paul Grangaud, *Les notes de l'Ipemed*, Paris, Institut de Prospective Économique du Monde Méditerranéen, n° 13, avril 2012, p. 48-49.
14 Fatima-Zohra Oufriha, *De réforme en réforme. Un système de santé à la croisée des chemins*, Alger, CREAD, 2006.
15 Mohamed Mebtoul, *Une anthropologie de la proximité. Les professionnels de la santé en Algérie*, Paris, L'Harmattan, 1994.
16 *Ibid.*
17 Jean-Paul Grangaud, *op. cit.*, p. 49.
18 Hamid Aberkane était ministre de la Santé de 2001 à 2003. Entretien au journal *Liberté*, le 2 septembre 2020.
19 Mohamed Mebtoul, 1994, *op. cit.*
20 Ahcéne Zehnati, *La démographie médicale en Algérie*, Alger, Éditions loumi, 2018, p. 14 et 38.
21 James C Scott, *L'œil de l'État. Moderniser, uniformiser, détruire*, Paris, La Découverte, 2021.
22 Mohamed Mebtoul, 2023, *op. cit.*
23 La bureaucratie sanitaire centralisée représente ici la multitude des directions générales composant le ministère de la Santé, de la Population et de la Réforme hospitalière. Elle s'est approprié un pouvoir important dans la production de circulaires, de décrets et de notes diverses devant orienter de façon centralisée la politique de la santé, laissant les directions régionales de la santé orphelines de toute possibilité d'autonomie pour prendre en considération les questions sanitaires locales dans la wilaya (préfecture).
24 L'enquête sur les perceptions des patients et des professionnels de la santé à l'égard des soins de proximité a été conduite durant l'année 2013 par 13 chercheurs associés de l'unité de recherche en sciences sociales et santé (Université Oran 2) sous notre direction. Elle a eu lieu dans les régions d'Oran et Tissemislt situées à l'Ouest du pays. La recherche a été soutenue par l'OMS. Elle a fait l'objet d'un ouvrage collectif : Mohamed Mebtoul, *Les soins de proximité en Algérie, à 'écoute des patients et des professionnels de la santé*, Paris/Oran, L'Harmattan/GRAS, 2015.
25 L'entretien a eu lieu à la même période dans le cadre de l'enquête citée ci-dessus.
26 Farid Chaoui, Michel Legros, *op. cit.*
27 Pierre Aïach, Daniel Delanoë, *L'ère de la médicalisation*, Paris, Èconomica, 1998.
28 L'entretien a été réalisé à la fin décembre 2002 à la clinique privée ORL avec le directeur.
29 Mohamed Mebtoul, 1994, *op. cit.*
30 Sylvia Chiffoleau, « Les médecins égyptiens, entre déclassement et vocation », Oran, *Santé publique et Sciences Sociales*, 2002, pp. 171-186.
31 Ministère de la Santé, de la Population et des Réformes hospitalières, *Développement du système national de santé, stratégie et perspectives*, Alger, mai 2002, p. 22.
32 Mohamed Mebtoul, 2010, *op. cit.*
33 Mohamed Mebtoul, 1994, *op. cit.*

34 Sylvia Chiffoleau, *op. cit.*
35 Mohamed Mebtoul, « Le système algérien. De l'étatisation aveugle à un marché hybride et éclaté », Les Ullis, *Psychologie clinique*, n° 39, 2015, pp. 113-126.
36 Entretien réalisé en décembre 2002 à la clinique chirurgicale à Bir-El-Djir, quartier situé à l'Est d'Oran. Voir Jean-Pierre Olive, Mohamed Mebtoul, *op. cit.*, p. 22.
37 Le nombre de médecins spécialistes dans le secteur privé des soins a été multiplié par 8 entre 1991 et 2015 (de 1430 à 11001). Il représente 47 % de l'ensemble des spécialistes algériens en exercice, ceci sans compter les spécialistes qui exercent parallèlement une double activité à l'hôpital et dans le secteur privé. Concernant le nombre de médecins algériens exerçant France, l'INSEE, donne le chiffre de 16954, en 2016, soit un taux d'émigration de 23,50 %. Voir Ahcéne Zehnati, 2018, *op. cit.*, p. 38, 103.
38 Karima Lazali, *op. cit.*
39 Pour Karima Lazali, « *Depuis l'indépendance, la hantise de la disparition est mobilisée pour maintenir les vivants "à l'œil". Malgré la réitération des évènements traumatiques, aucune initiative engageant la société civile n'a pu se produire pour participer à un travail d'élaboration de l'Histoire. Les sujets restent livrés à la férocité de leurs disparus* » (Karima Lazali, *op. cit.*, p. 264).
40 Karim Khaled, *Intelligentsias algériennes. Le double exil*, Alger, Éditions Koukou, 2023.
41 Jean-Paul Grangaud, *op. cit.*, p. 50-51.
42 Un euro valait officiellement 144,66 DA à la date du jeudi 18 janvier 2024.
43 Ahcéne Zehnati, 2018, *op. cit.*, p. 46.
44 Mohamed Mebtoul, 2015, *op. cit.*, p. 113-126.
45 Entretien réalisé en octobre 2002 avec le directeur technique de la clinique chirurgicale de Bir-El-Djir, quartier situé à l'Est d'Oran. Voir Mohamed Mebtoul, « Les enjeux de la privatisation des soins en Algérie », Paris, *Journal des anthropologues*, n° 96-97, 2004, p. 199.
46 En 2018, les cliniques privées, dites « établissements hospitaliers privés », sont au nombre de 482. Elles comptent en moyenne entre 10 et 50 lits. Leur capacité totale d'accueil est de 6450 lits contre 79004 lits dans le secteur étatique des soins.
47 Entretien réalisé avec le directeur de la clinique chirurgicale durant le mois de novembre 2002.
48 Mohamed Mebtoul, 2010, *op. cit.*
49 Mohamed Mebtoul, « 60 ans d'indépendance en Algérie. La puissance de l'habitus politique », Paris, *Géostratégique*, n° 58, 2022, pp. 60-81.

Maria Morato Bermejo, Caterina Barbi

Chercheuse et analyste-risques senior sur la region méditerranéenne, Marseille

Chercheuse, spécialiste de la Libye et de la Tunisie, Londres

A Sector in Crisis: Seeking Healthcare in Libya a Decade After the Revolution

Abstract

Over the past ten years, on-and-off armed conflict and political divisions have depleted Libya's healthcare infrastructure, driven away medical professionals, and eroded the population's trust in the public health sector.1 This has significantly impacted its ability to deliver care, with research showing that one-third of the country's primary care clinics are closed or unable to attend to patients' needs. This study aims to understand the choices that Libyans face today when it comes to their healthcare. The research explores the stratification of access to healthcare by assessing the current state of the public sector, as well as the conditions of private and abroad treatment. Through a comprehensive examination of these trends, including the prioritisation of treatment abroad programmes and the inefficient governance of the public and private sectors, this paper sheds light on the pressing need for reform to revitalise Libya's public health sector.

Résumé

Au cours des dix dernières années, les conflits armés intermittents et les divisions politiques ont épuisé les infrastructures de santé de la Libye, chassé les professionnels de la santé et érodé la confiance de la population dans le secteur de la santé publique. Les recherches montrent qu'un tiers des cliniques de soins primaires du pays sont fermées ou incapables de répondre aux besoins des patients. Cette étude vise à comprendre les choix auxquels les Libyens sont confrontés aujourd'hui en matière de soins de santé. Elle explore la stratification de l'accès aux soins de santé en évaluant l'état actuel du secteur public, ainsi que les conditions des traitements privés et à l'étranger. Grâce à un examen approfondi de ces tendances, y compris la priorité accordée aux programmes de traitement à l'étranger et la gouvernance inefficace des secteurs public et privé, ce document met en lumière le besoin urgent de réforme pour revitaliser le secteur public des soins de santé en Libye.

Over the past decade, Libya has faced persistent instability attributed to conflict and fragmented governance, leading to a significant weakening of its institutions, infrastructure, and social fabric. The conflict has not spared the health sector, which is currently undergoing a severe crisis, hindering access to quality healthcare for Libyans.

The absence of robust information systems and a conducive environment for data collection presents considerable challenges in accurately quantifying the conflict's impact on the health sector. However, existing reports by international organisations help infer the overall stagnation and even decline of Libya's key health outcomes since 2011.[2] In the immediate aftermath of the revolution, life expectancy decreased by over nine years for men and six years for women.[3]

The breakout of conflict directly impacted the health sector as medical facilities became the target of attacks and most foreign medical staff fled.[4] However, the conflict also exacerbated pre-existing issues, such as accessibility in remote areas, weakness of information systems, funds misuse, and inadequacy of governance structures.

As public sector trust diminished, Libyans increasingly turned to private healthcare and treatment abroad, both fraught with challenges.[5] This study investigates the persistent healthcare access challenges by critically examining the current healthcare landscape in Libya–encompassing public, private, and abroad healthcare services. It posits that, despite slight improvements in public healthcare over the last three years, significant structural reforms are essential to guarantee equitable and dignified access to quality healthcare nationwide.

Methodology

To shed light on the persistent challenges that Libyans face in accessing healthcare, the authors used a mixed-methods approach that included the analysis of the existing literature, available healthcare data, a questionnaire distributed to patients and medical professionals, as well as Key Informant Interviews, carried out between July and October 2023.

The two questionnaires, one for patients and one for medical staff included biographical questions regarding the age, gender, location, and occupation of the respondents, as well as 18 questions concerning their perception and choice of healthcare for the patients, and 10 questions regarding their perception of healthcare and work in the public and private sectors for healthcare staff. Informants were identified via local contacts active in the healthcare sector and surveys were distributed via the snowballing method.

This study offers a broad perspective on healthcare choices in Libya, but acknowledges several limitations and the need for more research. Notably, it draws on responses from individuals in Tripolitania, major cities in Cyrenaica (Benghazi, Ajdabiya), and Fezzan (Sabha), thus restricting insights to these areas, even if findings can be generalised. Additionally, the response rate was low, with only 24 individuals completing the questionnaire due to scope limitations and time constraints.

The Strained Pillars of Libya's Public Health Sector: An Assessment of Its Capabilities and Challenges

Conflict Has Reshaped Healthcare Infrastructure, Workforce Dynamics, and Patient Needs

Over the past decade, all types of Libya's healthcare facilities (Table 1) have been caught in the crossfire at times of violence. Between 2014 and 2015, the World Health Organisation (WHO) recorded at least 33 attacks on healthcare facilities. In December 2021, over a year after the signing of the 2020 ceasefire, a WHO assessment showed that 37% of healthcare facilities were still either fully or partially damaged. Violence also undermined the sector's ability to deliver quality healthcare. The same WHO report documents that in the southern and eastern regions of Libya, about one-third of all facilities were '*not functional*', while 73% and 47% respectively were '*partially functional*.'[6]

Multiple sources have highlighted that prior to 2011, access to healthcare in remote areas of Libya was challenging and the quality of services was inferior, but public clinics existed and provided basic services. However, many of these clinics have ceased operations or are grappling with a dearth of funding, equipment, and qualified personnel.

Level of care	Type of centres	Responsibilities
Primary	Primary Healthcare Units (5,000-10,000 catchment area population)	Outpatient maternal care, new born and child health, vaccinations, early diagnosis, registration, and follow-up of chronic diseases
	Primary Healthcare Centres (10,000-26,000 catchment area population)	Outpatient maternal and child health care, curative medical and dental services for inpatients and referred patients, mitigation and control of infectious and endemic diseases, organisation of immunisation services, nutrition education, supervision of district school health responsibilities
	Communicable Disease Units	Outpatient diagnosis and treatment of communicable diseases
	Multi-speciality Clinics (50,000-60,000 catchment area population)	Specialised services, including inpatient dental care and referrals from primary health care units to affiliated centres. In addition, it provides services related to maternal health, child, school health, and nutrition education
Secondary (Regional)	General Hospitals (>100 beds)	Inpatient care in multiple specialty areas for patients referred from primary care facilities
	Rural Hospitals (>60 beds)	Inpatient care with specialties limited to paediatrics, obstetrics, gynaecology, general surgery, and general medicine.
Tertiary	Specialised Hospitals and Centres	Specialised inpatient services including surgeries, trauma, cardiology, pulmonary illnesses, etc.
Emergency	Accident and Emergency Hospitals	Urgent and emergency care

Table 1: Organisation of the Libyan health infrastructure.

Source: Youssef Celik, Adel Al-Tajuri, "Reforming the Health System in Libya" (in Arabic)

A general doctor in Sabha spoke of the work conditions in the South, where facilities often lack electricity, a clean water supply, and sewage treatment (Interview with a male doctor working at a public clinic in Sabha, August 2023). He noted that these issues are not exclusive to the Fezzan, where public services are notoriously deficient, but that they affect, to different degrees, a majority of facilities elsewhere, noting that this has a direct impact on the quality of healthcare delivered.

Another issue highlighted by patients and practitioners alike is medicine and equipment shortages, with very few public facilities being able to offer basic healthcare services as a result. Former WHO head of mission in Libya noted in 2018 that the country has "*zero stock of HIV drugs, only 20% of the supply of specialty drugs for cancer patients, and a 40% shortage of trauma care medicines and supplies.*" [7] These shortages have become so common that in many cases patients will have to source their treatments through relatives living abroad or in private pharmacies.[8]

The conflict has reduced health worker availability and distribution in Libya. Before 2011, Libya's healthcare system attracted foreign professionals, many of whom fled in the breakout of the revolution. By 2016, the workforce had shrunk by more than 50%.[9] Today, Libya experiences a shortage of specialised nurses and certain doctors, like family practitioners, worsened by uneven distribution across regions and sectors, especially impacting remote areas and the South.[10]

Despite post-2020 ceasefire efforts to recruit foreign doctors and nurses, challenges persist. However, a source with the Libyan Primary Healthcare Institute (LPHI) noted that this is still rare, with foreign staff only staying for a few months at a time, and often facing payment issues (Interview with a male expert at the LPHI, August 2023).

The violence and instability have also taken a toll on Libyan healthcare workers. Medical professionals describe challenging security conditions, with one doctor from Tripoli University Hospital noting the difficulty of providing care amidst personal risk (Interview with a Male General Doctor June 2023). The UN has documented threats, assaults, and kidnappings of medical staff.[11] Attacks on medical staff by families of patients were not uncommon before 2011, but these became more dangerous with the proliferation of weapons thereafter. A student doctor also explained that the threat of violence against female staff impacts their career prospects and learning as their families do not want them to work night shifts (Interview with a female medical student at the University of Tripoli, August 2023).

Fighting has also driven up healthcare demand. By February 2012, at least 19,701 individuals were reported injured and needing medical assistance.[12] Continuous sporadic fighting across regions has further burdened an already strained healthcare system, grappling with unprecedented demand amidst critical shortages and restrictions. Additionally, post-revolution Libya has seen a significant influx of migrants using it as a transit to Europe, with over half a million migrants and refugees now in Libya, many of whom are forced to live in unsanitary conditions.[13] This has contributed to the resurgence and increase of communicable diseases like measles and HIV, which the Libyan health sector is not equipped to face.[14]

Governance Failures and Corruption Erode the Foundations of the Healthcare Sector

The Libyan healthcare sector began deteriorating in the 1990s, with decision-making becoming mostly about day-to-day operations, rather than strategic and future-oriented planning.[15] Today, inefficient governance remains one of its main challenges which has led to an important misuse of funds and resources, redundant and outdated protocols, and worsening healthcare outcomes.

Headquartered in Tripoli, the Ministry of Health (MoH) is responsible for regulating both the public and private sectors at the national level. At the regional level, the Sabha hub and Benghazi/Al-Bayda hub work as the main representatives of the MoH in the Fezzan and Cyrenaica, respectively (Image 1).[16] Between 2014 and 2021, there were two competing administrations in the east and west of the country; as a result, there were also two ministries of Health. After the appointment of the Government of National Unity in 2021, the MoH was unified. However, in April 2022 a new parallel government was appointed in the East, resulting in a duplication of the MoH.

There have been numerous attempts to decentralise the health sector. In 2012, the National Transitional Council issued Law 59 giving local administrations a wider array of competencies, but without the necessary resources to execute them.[17] At the national level, in 2016, the MoH established the National Centre for Reform of the Health System, to institutionalise all activities working towards reforming the healthcare sector, as well as to structure international organisations and local institutions to develop several strategic plans for the years to come. This has proved insufficient and has had a marginal impact.[18]

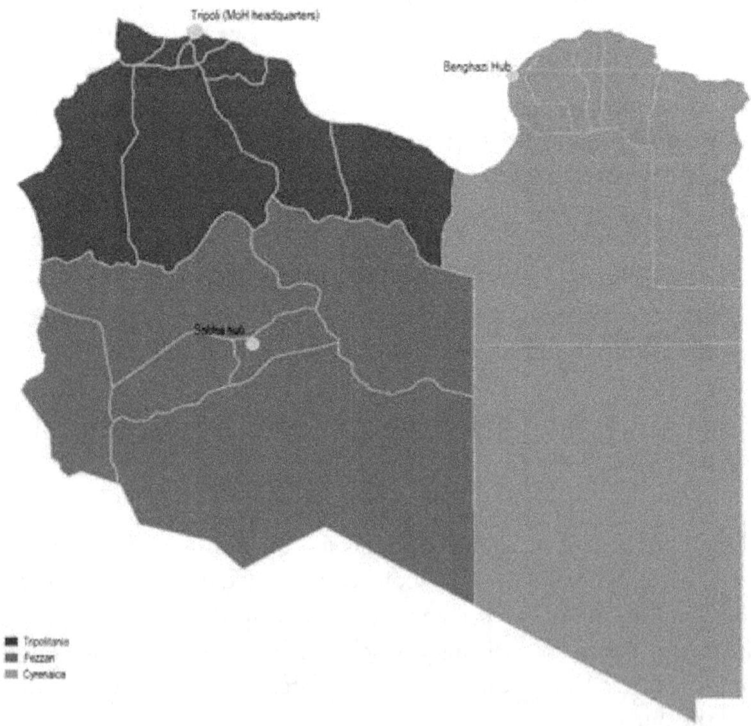

Image 1: Location of Libya's national and regional health hubs
Source: Ministry of Health

The governance of the health sector also suffers from high levels of corruption and gatekeeping, facilitated by the complexity of the funding system, which has also resulted in overstaffing.[19] There is no established process for determining the budget of the health sector. Once that amount is set, the Ministry of Health allocates the budget to the different facilities. However, during this process, facility managers have a very limited voice.[20] A manager at a Tripoli hospital explained that a lot of this corruption takes place when public hospitals or clinics contract services from private providers (Interview with a male department administrator working at Tripoli University Hospital, July 2023). Bills for these services are inflated and both public and private parties profit illegally from the transactions. He added that, if all of the budget allocated for a department or clinic is not used by the end of the fiscal year, it is not uncommon for administrators or medical staff to fabricate additional expenditures to keep the funding.

Similarly, the processes of procurement of medicines and other essential health supplies are opaque and the supply chains are weak. The National Pharmacy Department and the Medical Supply Organisation, both of which fall under the MoH, handle the budget for medicines. To obtain medicines, facilities have to submit a request through either of these bodies, which in turn submits it to the Ministry of Planning for approval. Not only do these steps facilitate the misappropriation of funds, but also create bottlenecks and lengthy waiting times that in many cases prove fatal.[21]

Another factor that contributes to the complexity of the system is the lack of transparency over expenditure mechanisms in the sector. Data regarding the amount allocated for the health sector is not available after 2015, making it harder to determine the efficacy with which these funds are used. The latest data available shows a drop in per capita public expenditure on health from 279 USD in 2010, to 110 USD in 2015.[22] The lack of appropriate funding has forced many facilities to close down over the last twelve years.

Corruption and poor management have adversely affected healthcare personnel and their employment conditions. The public system is notably overstaffed in major cities like Tripoli, Benghazi, and Misrata, where professionals prefer to reside and work. Hospital and clinic management often play a role in the hiring process, allowing unqualified individuals with connections to secure jobs, irrespective of facility needs.[23] This has created an important financial burden on the MoH, which struggles to pay salaries. A study by the Brookings Institute from December 2017 to March 2018 found that 88% of healthcare staff were not paid on time, and 52% were not paid in full.[24] Doctors and healthcare workers have repeatedly protested for better working conditions. However, due to an artificially inflated payroll, the Ministry of Health finds itself unable to offer raises without risking State bankruptcy.

The Crisis of Confidence in Public Healthcare Services Across Libya Reflects Deep-Rooted Issues

While all citizens have access to free healthcare, a majority of the interviewees, respondents, and experts contacted for this research affirmed that they would avoid seeking healthcare at public facilities at all costs. This widespread aversion underscores a deep-seated scepticism towards the quality and efficacy of services offered at these institutions, revealing a significant preference towards private facilities or abroad care. Sources from Zuwara, Al-Bayda, Sirte, and Sabha highlighted that they did not want to put their lives or those of their relatives in the hands of "*unqualified personnel, who struggle to do their jobs because of the lack of resources*" (Interview with a male resident of Sirte, August 2023). All participants indicated a preference for seeking medical care abroad, especially for complex procedures and post-intervention care.

The same experience was echoed during the interviews over and over again: being able to access quality healthcare within the public sector is a matter of either luck or connections.[25] Going through this process, which several sources reported as being like jumping through hoops, is tiresome and lengthy. Many Libyans prefer avoiding it altogether by directly going to a private clinic, knowing that the care they will receive will also be of better quality.

Only interviewees with family ties to doctors with influence within the health sector reported routinely resorting to public services. Indeed, connections to doctors and administrators can guarantee quick access to quality healthcare. The son of an important gynaecologist based in Tripoli recounted how every time someone in their family had a medical issue, they could have access to the best public doctors on a very short notice. He noted, "*I know it is not fair, but this is how it is in Libya*" (Interview with the son of a gynaecologist working at Tripoli University Hospital, August 2023).

Access barriers to quality healthcare have grave implications for public health. Many delay seeking care, waiting to be able to afford treatment at private clinics or abroad, which postpones diagnosis and treatment, potentially causing irreversible health deterioration and even death. An individual from Sirte reported having knee pain for months, but he bought over-the-counter painkillers and waited until he had saved up enough money to travel to Tunisia for surgery (Interview with a 35-year-old male resident of Sirte, August 2023).

The Expansion of the Private Sector: Opportunities in Conflict

In 1973, Gaddafi first regulated the private health sector through Law 106, defining the conditions to obtain licenses, placing private clinics under MoH oversight clinics, and setting treatment and examination fees. Beginning in the 1990s, there was a notable increase in private sector investment in healthcare, mirroring regional trends and influenced by new legislative frameworks.[26] Between 1994 and 2007 the number of private hospitals and clinics rose by 628%, most of which were located in Tripoli, Misrata, Jafara, and Benghazi.[27]

The rapid growth of the private sector led to an increase in the total health capacity. However, this was stomped on in light of weak governance and regulations of the private sector. The MoH lacked a comprehensive framework to regulate interactions with the private sector. This led to high levels of uncertainty for investors, who feared that in the same way licenses had been granted without following clear standards, they could be revoked.[28]

The development of the private sector also impacted the quality of service delivered as it altered the staffing of public facilities. Initially, doctors and other medical personnel had to work a certain number of hours in the public sector to be allowed to work in private facilities. This practice led to a decrease in the quality of care in the public sector, as many professionals began cutting short the hours they spent at public facilities, despite their contracts, preferring to work at private clinics. In many cases, doctors would even refer their public sector patients to the private clinics in which they worked, refusing treatment during their 'public practice' hours. Though this 'double practice' was banned in 2006, sources report that the practice remains common today (Interview with a male expert at the LPHI, August 2023).

Since 2011, the private health sector has continued to expand, the WHO reported that between 2007 and 2018, the opening of private inpatient clinics rose by 72%, while the number of available beds increased by 105%.[29] In 2019, Libya counted 537 private clinics and 235 hospitals.[30]

Today, the private sector plays a key role in the Libyan healthcare landscape. It has met some of the needs that the public sector has been unable to, which is something that Libyans themselves are acutely aware of. However, despite its continuous expansion over the past decades, the governance of the sector and the weakness of institutions that oversee it remain a challenge, leading to discrepancies in charges and care standards among private facilities[31] (Interview with a male expert at the LPHI, August 2023).

Private sector development exacerbated the rural-urban divide in service provision that pre-dated the revolution. A majority of private clinics today are located in Benghazi, Misrata, Tripoli, and, to a lesser extent in other coastal cities such as Khums, Al-Zawiya, and Sirte.[32] As many health professionals departed for better-paid jobs in the private sector, public facilities, particularly in remote areas, are now grossly understaffed. The WHO conducted a multi-sector needs assessment which showed that almost one-third of the households interviewed had family members with unmet healthcare needs as a result of the cost or lack of facilities in their area.[33]

All interviewees highlighted financial constraints as a critical factor influencing healthcare decisions, noting it was common for Libyans to postpone visits to private healthcare facilities due to financial limitations (Survey conducted with 24 Libyan individuals of mixed genders, ages, and locations, August 2023). Many Libyans depend on their families and social networks, including tribes, to gather funds for private sector treatment. Interviewees revealed that individuals from lower socioeconomic backgrounds frequently resort to selling their assets like cars, houses, or businesses to afford consultations and treatments in the private sector.

Out-of-pocket healthcare expenditures have steadily increased in Libya over the past ten years. The REACH initiative conducted a household survey in 2019 that showed that for one-third of the population, health expenditures constituted more than 40% of a household's non-food expenditures, an increase of over 60% compared to 2006.[34] Several interviewees also spoke of the issue of running out of funds mid-treatment, forcing them to continue their treatment in the public sector, which at times leads to delays endangering the recovery process (Survey conducted with 24 Libyan individuals of mixed genders, ages, and locations, August 2023).

Evolution of Patterns of Cross-Border Medical Care

Since at least the 1960s, cross-border medical travel has been a common practice among Libyans, with geopolitical contexts and events impacting the dynamics of the practice.[35] Surveys carried out before 2011 indicate that middle and upper-class Libyans already preferred traveling to Tunisia for medical treatment, attributing their choice to the perception of superior healthcare quality in Tunisia.[36] At the time, cross-border medical travel mostly pertained to more invasive procedures, such as surgery, or the treatment of serious and chronic conditions. The proximity between cities in Western Libya and Sfax, a commercial hub, facilitated this process.

Between the 1980s and the 2010s, policy changes implemented by the Gaddafi regime changed the dynamics and the destinations of cross-border medical travel. From the 1980s onwards, the Libyan State began bearing the cost of healthcare abroad for public employees.[37] However, an expert at the LPHI noted that, with the right connections, private sector employees and family members of civil servants could also access State-sponsored treatment abroad (Interview with a male LPHI expert, August 2023). With the State footing some of the bills, Libyans also diversified their target countries, with Egypt, Jordan, and Turkey becoming key destinations for medical travel.[38] Similar to the current situation, access to State-funded healthcare historically exhibited disparities across Libya's three regions, with urban residents disproportionately more likely to avail themselves of such services.

The Revolution Altered Libyan Demand, Policies and Practices of Overseas Treatment

The onset of the revolution marked a pivotal shift in the dynamics of Libyan cross-border medical travel. From February 2011, wounded civilians and militants replaced upper-class families and civil servants seeking healthcare abroad (Interview with a male Zuwara resident, August 2023). The decade of conflict and instability left long-lasting structural deficiencies in the system, eroding Libyans' trust in the system, and became an important driver of cross-border medical travel (Survey conducted with 24 Libyan individuals of mixed genders, ages, and regional extraction, August 2023).

With the establishment of post-revolution institutions, Libyan authorities revisited the practice of State-sponsored treatment abroad. In 2011, the National Transitional Council established the Authority for the Affairs and Care of the Wounded (AACW), under the Ministry of Health.[39] In July 2012, the General National Council established a Ministry of State for Injured Affairs within the office of the Prime Minister, in charge of compiling data on all soldiers requiring treatment and coordinating with the Ministries of Health and Finance to ensure their treatment (General National Council, "Decision 7," 2012). Then, two concomitant bills, Resolutions 179 and 180 of 2012, established the mechanisms of State-sponsored treatment abroad. The first determined that Libyan embassies abroad would receive budgets to handle the patients, while the second established what treatments the State would cover.[40]

Despite the attempts to update the governance of State-sponsored cross-border medical travel, the current system remains flawed and has proven unable to effectively cater to those in need. From an administrative standpoint, its governance is highly fragmented, with responsibilities being shared across three ministries and Libyan representation abroad. This heavy bureaucratic system creates bottlenecks and contributes to delaying the treatment of patients. A key informant noted that the system is almost "*lottery-like*," with some patients waiting for years, and others having their cases accepted at times when politicians seek to increase their popular support (Interview with a male expert at the LPHI, August 2023).

The complexity of the system has also made it a breeding ground for corruption and has resulted in 87 million LYD of outstanding bills owed to foreign hospitals.[41] Already in 2012, the then Minister of Health Fatima Hamroush highlighted the stunning levels of "*new corruption*" in the system, noting that many of the 127,000 Libyans that had travelled abroad for treatment were not even sick in the first place.[42] While Libyans in need are left waiting, those with connections were able to abuse this system.

Armed and political stakeholders have also tried to exert control over the AACW, which is in charge of allocating millions of dinars every year, contributing to the proliferation of patronage networks. In a reported attempt to tackle the high levels of corruption, the GNU dissolved the AACW and reintegrated its sub-committees within the Military Medicine Apparatus of the Ministry of Defence (Government of National Unity, "Decision 109 of 2023," 2023). The decision, which would have put the committees under the direct control of Prime Minister and Minister of Defence Dabeiba, was widely opposed throughout the country.[43] The GNU had to delay its implementation, to avoid facing more backlash.

Even in cases in which patients can access State-funded treatment abroad, some access barriers remain. Since 2011, some Tunisian and Jordanian clinics have begun refusing Libyan patients due to the rising number of unpaid bills.[44] The issue was exacerbated in 2014, following the split of the country into two administrations, eventually forcing many Libyans to pay for their treatment out-of-pocket. Several respondents reported cases in which Libyan embassies had run out of financial resources and patients had been forced to interrupt their treatment or find alternative funding. In other cases, embassies would only pay for certain aspects of treatments, such as the medicine itself, but not for the nurse who would administer it (Interview with a male Libyan citizen residing abroad, August 2023). In other instances, the Authority in Tripoli decided to interrupt funding for some patients for unknown reasons, effectively leaving them to bear the cost of their treatment if they chose to continue (Interview with a male Libyan citizen from Tripoli, June 2023).

Familial and Social Support Networks Play a Crucial Role in Facilitating Cross-Border Medical Care

Even without government funding, a considerable number of Libyans still travel abroad every year for medical treatment. Inquiry into this phenomenon indicates a pronounced preference for cross-border medical travel, particularly for complex procedures and grave illnesses, as was already the case in the 1960s when the practice took off. Yet, the economic barriers associated with cross-border medical travel preclude a large segment of the Libyan population from accessing such services (Survey conducted with 24 Libyan individuals of mixed genders, ages, and regional extraction, August 2023).

Several respondents reported that individuals, particularly those hailing from lower socio-economic backgrounds, frequently depend on their extended familial networks and local communities to raise funds for overseas medical treatment (Survey conducted with 24 Libyan individuals of mixed genders, ages, and regional extraction, August 2023). Indeed, the financial aspect was a key factor in the decision-making process regarding seeking medical care, even more so than in the case of private healthcare. In one case, an individual self-medicated until he was able to raise the necessary funds to travel to Tunisia and get orthopaedic treatment. In another case, a father affected with a heart condition decided not to continue his treatment in Jordan as he felt "*too much money had been already spent on him and preferred that this money be spent to buy a house for his children*" (Interview with a resident of Sirte, August 2023). Some respondents also noted that their family members would get treated abroad, but not be able to afford follow-ups, which in some cases led to relapses and infections (Survey conducted with 24 Libyan individuals of mixed genders, ages, and regional extraction, August 2023).

In addition to providing economic support, families and local networks are key in the organisation and the expansion of cross-border medical travel. Individuals learn of available doctors and treatments abroad via word-of-mouth from friends and relatives.[45] The State provides little to no help organising such trips and as such, it is upon the family members to reach out to doctors, send the necessary documents, schedule appointments, and arrange transportation (Survey conducted with 24 Libyan individuals of mixed genders, ages, and regional extraction, August 2023). The characteristic strong social fabric of Libya becomes a lifeline for many sick people in these cases.

The socio-economic status of an individual also impacts the choice of destination countries. Tunisia remains the cheapest option, especially for residents of West Coast cities. One of the interviewees also reported that Libyan smugglers operating between the two countries will often cross the borders with their families. This allows their families to get check-ups and small procedures, while also providing better cover for their smuggling activities (Interview with a male Zuwara resident, August 2023). Respondents also noted that middle-class individuals are likely to travel to Egypt and Turkey, where many deem they can get better quality treatments. Jordan has also become a key destination for well-to-do Libyans to undergo surgery, specialised treatments as well as elective procedures such as in vitro fertilisation and fertility treatments[46] (Survey conducted with 24 Libyan individuals of mixed genders, ages, and regional extraction, August 2023).

Towards a Revitalised Healthcare System in Libya: The Essential Steps of Rebuilding Trust and Enacting Reforms

Over the past three years, more stable security conditions in most parts of the country have allowed for some investment in rebuilding the public health sector. Interviewees and questionnaire respondents alike have pointed to an improvement, albeit modest, in health services in some cities, particularly Ajdabiya and Misrata, the latter thought to have been favoured by Prime Minister Abdul Hamid Dbeiba, who hails from the city. Some mentioned that the Dbeiba government has also been working to improve accessibility and to re-localise the health sector to reduce reliance on treatment abroad, as the Covid-19 pandemic highlighted the weakness of such a system when international travel was not possible (Interview with a male expert at the LPHI, August 2023). Since June, for instance, a medical convoy from Tripoli's Eye Hospital has been touring the south of the country to provide eye surgeries and conduct related examinations.[47] Similarly, the *Libya Herald* reported that the MoH launched last June an e-management system of medicine and stocks and that it launched a committee last August to monitor standards and prices both in public and private healthcare facilities.[48]

The structural health challenges facing Libya today are multifaceted and deeply entrenched, requiring comprehensive and far-reaching reforms. Beyond the obvious hurdles of political divisions and inadequate governance, there lies a complex web of issues including regional imbalances, infrastructural deficiencies, personnel retention challenges, and systemic corruption. These factors collectively contribute to a healthcare landscape characterised by subpar public services, an inadequately regulated private sector, and prohibitively expensive options for seeking treatment abroad. Consequently, Libyan citizens are left with limited and often precarious choices when it comes to their healthcare, leading to detrimental behaviours such as treatment interruptions and delayed access to essential medical services. Moreover, the continuous degradation of the sector has led to a pervasive sense of mistrust towards the domestic health sector, further exacerbating the challenges at hand.

In charting a path forward, Libya must embark on structural reforms that prioritise equitable access to quality healthcare for all its citizens. This necessitates significant investment in the healthcare system, coupled with strategic partnerships with reputable health management organisations or companies capable of modernising and standardising healthcare delivery. These collaborations could introduce modern healthcare delivery models, improve service standardisation, and facilitate the sharing of best practices. Reforms ought to address several aspects:

- **Revitalisation of infrastructure:** A crucial aspect of these reforms involves assessing the existing infrastructure and identifying areas for rehabilitation and expansion, particularly in underserved regions. By revitalising pre-war facilities and constructing new ones where needed, Libya can begin to bridge the gap in healthcare access across the country. Furthermore, upgrading equipment and stock-management systems is vital for the efficient operation of healthcare facilities.
- **Personnel retention:** Addressing the challenge of personnel retention is critical. By improving employment conditions and incentives for healthcare professionals, especially in the public sector, Libya can counteract the brain drain and enhance its healthcare delivery capacity.
- **Improvement of information systems, transparency, and accountability:** Enhancing transparency and accountability in healthcare governance is imperative. Implementing robust monitoring and evaluation mechanisms can ensure the responsible use of resources, adherence to medical protocols, and the delivery of quality care. This will also involve tackling corruption head-on, ensuring that healthcare resources are allocated and utilised effectively, benefiting the Libyan population at large.

Furthermore, the involvement of private management health companies should be contingent upon demonstrable results and performance metrics, rather than solely driven by political or economic interests. However, the realisation of these reforms is contingent upon overcoming the entrenched political divisions and vested interests that currently hinder progress at the national level. Despite the challenges ahead, incremental developments at the local and regional levels can serve as building blocks towards a more cohesive and sustainable healthcare system for all Libyans.

- **Rebuilding trust in the sector:** Lastly, rebuilding trust in the healthcare sector is fundamental. This requires transparent communication, patient-centred care models, and the establishment of a regulatory framework that prioritises patient safety and service quality. Engaging with the community, understanding their healthcare needs and concerns, and involving them in the reform process can help restore confidence in the public healthcare system.

Notes

1 World Health Organization "Health Sector Libya - Annual Report 2021", Geneva, *WHO*, 2022
2 Rakic Severin et. al, "Libya: A Health Sector in Intensive Care" in The Long Road to Inclusive Institutions in Libya: A Sourcebook of Challenges and Needs, Washington D.C., *The World Bank*, 2023
3 Ali H. Mokdad et al., "Health in times of uncertainty in the eastern Mediterranean region, 1990–2013: a systematic analysis for the Global Burden of Disease Study 2013", New York City, in *Lancet Global Health*, 2016, pp. 704–713.
4 United Nations Support Mission in Libya, "Libya: Health-Care under Attack", New York City, *UNSMIL*, 2017
5 Betty Rouland et. Al, "From medical tourism to regionalism from the bottom up: emerging transnational spaces of care between Libya and Tunisia" in Special Issue: Transnational medical travel: Patient mobility, shifting health system entitlements and attachments, London, *Journal of Journal of Ethnic and Migration Studies*, 2019; Betty Rouland & Veit Bachmann, "Tunisia in 2030: Perspectives and Geopolitical Challenges of a Country in Transition", in *The Arab World Geographer*, 18 (1-2), 2015
6 Partially functional facilities refer to hospitals or clinics that, while open, cannot provide all essential services that fall under their responsibility.
7 Ali H. Mokdad et al., "Health in times of uncertainty in the eastern Mediterranean region, 1990–2013: a systematic analysis for the Global Burden of Disease Study 2013", New York City, in *Lancet Global Health*, 2016, pp. 704–713
8 Interview with an expert at the Libyan Primary Healthcare Institute, August 2023
9 World Health Organisation Regional Office for the Eastern Mediterranean, "Health Workforce Snapshot: Libya", Cairo, *WHO EMRO* 2017
10 Rakic Severin et. al, " Libya: A Health Sector in Intensive Care" in The Long Road to Inclusive Institutions in Libya: A Sourcebook of Challenges and Needs, Washington D.C., *The World Bank*, 2023
11 United Nations Support Mission in Libya, "Libya: Health-Care under Attack", New York City, *UNSMIL*, 2017; World Health Organisation Regional Office for the Eastern Mediterranean, " Rising health worker abductions in Libya threaten fragile health system", Cairo, *WHO EMRO*, 2017.
12 Mohamed A. Daw et. al., "Libyan armed conflict 2011: Mortality, injury, and population dis-

placement", Tripoli, in *African Journal of Emergency Medicine,* 2015(5), pp. 101-107.
13 Ali H Mokdad et al., "Health in times of uncertainty in the eastern Mediterranean region, 1990–2013: a systematic analysis for the Global Burden of Disease Study 2013", New York City, in *Lancet Global Health*, 2016, pp. 704–713
14 *Ibid.*
15 Youssef Celik, Adel Al-Tajuri, "Reforming the Health System in Libya" (in Arabic), Ankara, *Statistical, Economic and Social Research and Training Center for Islamic Countries*, 2021, pp. 33-34
16 Both of these regional hubs are co-headed by representatives of the ministry and national staff of the WHO and the International Cooperation Office of the MoH is in charge of sector coordination across the country. See World Health Organization "Health Sector Libya - Annual Report 2021", Geneva, *WHO*, 2022.
17 Youssef Celik, Adel Al-Tajuri, "Reforming the Health System in Libya" (in Arabic), Ankara, *Statistical, Economic and Social Research and Training Center for Islamic Countries*, 2021, pp. 34-35
18 *Ibid.*
19 Sami Zaptia, "Corruption in Libya's health sector and subsidized state medical purchasing arm, the Medical Supply Organization (MSO) – worse than that in subsidised fuel: Audit Bureau", London, *Libya Herald*, 23 June 2020
20 Youssef Celik, Adel Al-Tajuri, "Reforming the Health System in Libya" (in Arabic), Ankara, *Statistical, Economic and Social Research and Training Center for Islamic Countries*, 2021, pp. 34-35
21 World Health Organization "Health Sector Bulletin - Libya September 2022", Geneva, *WHO,* 2022
22 Rakic Severin et. al, "Libya: A Health Sector in Intensive Care" in *The Long Road to Inclusive Institutions in Libya: A Sourcebook of Challenges and Needs*, Washington D.C., *The World Bank,* 2023
23 Annemarie ter Veen, "Service Availability and Readiness Assessment of the Public Health Facilities in Libya", Geneva, *WHO,* 2017
24 Ernest Massiah et. al "Is there a doctor in the house? The challenge of primary health care in Libya", Washington D.C., *Brookings Institute,* 2018
25 Sources reported that to be treated at a public facility, a series of things had to align: the adequate doctor has to be present, they have to have the necessary equipment, they have the supporting staff needed, they have to have the necessary medication to prescribe, etc.
26 Youssef Celik, Adel Al-Tajuri, "Reforming the Health System in Libya" (in Arabic), Ankara, *Statistical, Economic and Social Research and Training Center for Islamic Countries*, 2021, pp. 42-43
27 Mohammad Ibrahim Daganee, Haroo ur Rashid, "Mapping of Private Health Facilities of Libya 2019", Tripoli, *Health Information Centre - Ministry of Health Libya*, 2019
28 Youssef Celik, Adel Al-Tajuri, "Reforming the Health System in Libya" (in Arabic), Ankara, *Statistical, Economic and Social Research and Training Center for Islamic Countries*, 2021, pp. 42-43
29 World Health Organization "Health Sector Libya - Annual Report 2021", Geneva, *WHO,* 2022.
30 Mohammad Ibrahim Daganee, Haroo ur Rashid, "Mapping of Private Health Facilities of Libya 2019", Tripoli, *Health Information Centre - Ministry of Health Libya*, 2019
31 Rakic Severin et. al, "Libya: A Health Sector in Intensive Care" in The Long Road to Inclusive Institutions in Libya: A Sourcebook of Challenges and Needs, Washington D.C., *The World Bank,* 2023
32 Mohammad Ibrahim Daganee, Haroo ur Rashid, "Mapping of Private Health Facilities of Libya 2019", Tripoli, *Health Information Centre - Ministry of Health Libya*, 2019
33 *Ibid.*, 2019
34 REACH "Multi-Sector Needs Assessment (MSNA) Factsheets", Tripoli, *REACH,* 2019.
35 Betty Rouland et. Al, "From medical tourism to regionalism from the bottom up: emerging transnational spaces of care between Libya and Tunisia" in Special Issue: Transnational medical travel: Patient mobility, shifting health system entitlements and attachments, London, *Journal of*

Journal of Ethnic and Migration Studies, 2019, p. 2
36 *Ibid.*, 2019
37 *Ibid.*, 2019
38 Betty Rouland & Veit Bachmann, "Tunisia in 2030: Perspectives and Geopolitical Challenges of a Country in Transition", in *The Arab World Geographer*, 18 (1-2), 2015.
39 According to the legislation, the Authority enjoyed its independent budget, though it was affiliated with the Ministry of Health. National Transitional Council, "Council resolution 182", 2011
40 Resolution 180 delineates that the state would cover all medical costs, as well as board and lodging for up to a week following treatment, and would provide patients and their caretakers with a weekly stipend during the treatment. The Resolution also puts in writing that the sick are allowed up to two familial escorts during the trip. General National Council, "Resolution 179", 2012. General National Council, "Resolution 180", 2012
41 Sami Zaptia, "CBL Governor calls on Attorney General to stop continuous drain of inflated and mismanaged overseas state health costs", Tripoli, The Libya Herald, October 8th, 2023.
42 Ali May, "Libyan Health Minister criticises 'new corruption'", Tripoli, Euronews, August 29th, 2012.
43 Libya Al-Ahrar, "Libyan PM transfers treatment of injured military personnel's file to military medical apparatus", Tripoli, Libya Al-Ahrar, March 9th, 2023.
44 Betty Rouland et. Al, "From medical tourism to regionalism from the bottom up: emerging transnational spaces of care between Libya and Tunisia" in Special Issue: Transnational medical travel: Patient mobility, shifting health system entitlements and attachments, London, *Journal of Journal of Ethnic and Migration Studies*, 2019 p. 12.
45 According to a survey conducted in 2016 among Libyan patients in Sfax, Tunisia, one-third of respondents had first made contact with a doctor or a clinic in Tunisia thanks to the recommendations of their families or via word of mouth. Betty Rouland et. Al, "From medical tourism to regionalism from the bottom up: emerging transnational spaces of care between Libya and Tunisia" in Special Issue: Transnational medical travel: Patient mobility, shifting health system entitlements and attachments, London, *Journal of Journal of Ethnic and Migration Studies*, 2019
46 Libyan couples have been traveling to Tunisia for assisted reproductive procedures since at least the 1990s. However, in recent years, instability and a relative degradation of medical services in Tunisia, has meant that better-off Libyans prefer traveling to Jordan for this type of procedures. To read more on reproductive practices abroad see: Irene Maffi, Betty Rouland, and Carole Wenger, « Les voyages reproductifs vers la Tunisie : l'intime au prisme des pratiques de l'assistance médicale à la procréation » in *L'Année du Maghreb*, vol. 29, no. 1 (2023) ; and Heinrich Böll Stiftung, « Se soigner en Tunisie : du Maghreb à la rive sud du Sahara, [Online], Heinrich Böll Stiftung Tunisie, 25 January 2022.
47 Mohamed Ahmed "A medical convoy from Eye Hospital dispatched to south", Tripoli, *The Libya Observer,* 10 June 2023
48 Sami Zaptia, "Committee formed to monitor standards and prices in public and private healthcare", London, *Libya Herald*, 22 August 2023, Sami Zaptia, "Health Minister launches first e-management system of medicine stocks in Libya", London, *Libya Herald*, 15 June 2023

Robert S. H. Istepanian

PhD, Lately Visiting Professor, Institute of Global Health Innovation, Imperial College, London, UK

Unravelling Iraq's Healthcare Crisis: Root Causes, Challenges, and Opportunities[1]

Abstract

Since 2003 Iraq's healthcare system remains largely in crisis and in steep decline. It is widely plagued by disorganisation, kleptocracy, and characterised by politicised governance, pervasive corruption, and inefficiencies. These and other detrimental factors are continuously eroding the quality, efficiency, and affordability of basic and specialist care services in Iraq. In contrast to these conditions within the public healthcare status, the country has seen substantial increase in its private healthcare sector. New and modern private hospitals, specialist care centres and private medical colleges are mushrooming in recent years. This two-tier healthcare system is contributing to increased health inequality, widening the gap of affordability, quality, and access to basic treatments and specialist healthcare services. This healthcare system remains largely reactive with no effective long-term prevention and innovative health strategies in place. This paper aims to map Iraq's healthcare landscape and its deepening crisis since 2003. It also analyses the main drivers for this retrogression and presents some recommendation of introducing new innovations and modern healthcare strategies and digital health solutions that can alleviate some of these chronic and multidimensional challenges.

Résumé

Depuis 2003, le système de soins irakien reste largement en crise et se dégrade fortement. Il est entièrement miné par la désorganisation, la kleptocratie et caractérisé par une gouvernance politisée, une corruption omniprésente et des

inefficacités. Ces facteurs, ainsi que d'autres, nuisent constamment à la qualité, à l'efficacité et à l'accessibilité financière des services de soins de base et spécialisés en Irak. Contrairement à ce qui se passe dans le secteur public de la santé, le pays a vu son secteur privé de la santé se développer de manière substantielle. De nouveaux hôpitaux privés modernes, des centres de soins spécialisés et des facultés de médecine privées se sont multipliés ces dernières années. Ce système de santé à deux vitesses contribue à accroître les inégalités en matière de santé, en creusant le fossé en ce qui concerne l'accessibilité financière, la qualité et l'accès aux traitements de base et aux services de santé spécialisés. Ce système de santé reste largement réactif, sans prévention efficace à long terme ni stratégies de santé innovantes. Cet article s'attache à dresser le paysage sanitaire irakien et à montrer l'aggravation de la crise depuis 2003. Il analyse également les principaux moteurs de cette régression et présente quelques recommandations pour l'introduction de nouvelles innovations, de stratégies de soins de santé modernes et de solutions de santé technologiques qui peuvent atténuer certains de ces défis chroniques et multidimensionnels.

Since 2003, Iraq's health system has remained largely in crisis and in steep decline. These challenges are multifaceted and influenced by a complex sets of political, economic, and social factors. The origins of the modern health system in Iraq can be traced back almost a century, following the establishment of the first Iraqi Ministry of Health in 1921. Several restructuring and modernisation efforts followed, leading to the establishment of the modern Ministry of Health (MoH) in 1952. Despite these radical changes, the public health system remained largely centralised in the following decades, operating on the basis of a government-subsidised care model, and providing universal access to healthcare at both primary and secondary care levels.

However, the decline of Iraq's health sector began in the 1990s, following the second Gulf War in 1991 and the following decade of crippling economic sanctions imposed on Iraq. The 2003 US invasion and its aftermath would be equally disastrous for the health sector and will further contribute to this regression and decline. Since 2003, Iraq's health system has remained largely disorganised and kleptocratic, characterised by politicised governance, pervasive corruption, and inefficiency. These have resulted from incompetent and politicised health management, ineffective policy-making processes, and the pervasive influence of kleptocracy within the health sector. The impact of these multi-factorial issues is evident in the current state of poor quality and access to healthcare in both the primary and secondary sectors. These include persistent poor quality of primary and secondary services, increasingly chaotic conditions in hospitals, lack of basic medicines for patients, rising mortality rates from chronic diseases, and a significant exodus of specialists and experts from Iraq, particularly since 2003. These conditions can be reflected in alarming health statistics that indicate increasing levels of diabetes, hypertension, cancer, and various cardiovascular diseases, among other diseases prevalent in Iraq. In 2019, the MoH estimated that more than 20% of deaths attributed to non-communicable diseases (NCDs) occurred among young Iraqis. Similarly, the World Health Organisation (WHO) estimated that NCDs accounted for 62% of all deaths in Iraq. There is also an alarming trend towards an increase in mental and psychological health problems, drug addiction, and suicide, particularly among Iraqi youth and women. Recent climate change, high levels of pollution, and harsh environmental conditions are also considered to be contributing factors to these alarming health statistics. Increasing levels of air and water pollution in Iraq are major contributors to these and other public health challenges. To date, there is no long-term national health policy or effective approaches to address and mitigate these and other public health challenges. It is widely known that the prevailing health policy remains largely reactive and limited, with no clear strategic planning for long-term prevention and the introduction of innovative solutions to these multifaceted health problems.

The emergence and devastating impact of the Covid-19 pandemic, with its high levels of infection and mortality among Iraqis, is another indicator of this decline. These were largely due to poor health conditions, displacement, and poor environmental conditions. The World Bank estimated that by 2021, Iraq recorded approximately 1.2 million cases of Covid-19 infection with more than 16,000 deaths due to its complication. This demonstrates the inadequacy and lack of preparedness of the existing public health system for this and future pandemics.

The Structure of the Health System in Iraq and the Kurdistan Autonomous Region of Iraq (KRI) after 2003

The core of the public health system in Iraq remains largely within its centralised structure. The Ministry of Health (MoH) in Baghdad is the main provider of primary healthcare and is headed by a Federal Minister of Health. It is also the main purchaser of health services and is responsible for all its medical and health-related services and financial expenditures, which are allocated from its annual budget approved by the Iraqi Federal Parliament and the Federal Ministry of Finance. In recent years, the MoH has undergone a reorientation process aimed at prioritising its services towards primary healthcare (PH) as the focus of its healthcare activities. There have been some 'cosmetic' operational and administrative changes in this structure, but the overall functional structure with its centralised core remains largely unchanged.

Since 2003, the governance and administration of the MoH has remained largely plagued by political partisanship, party loyalties, and affiliations. These mechanisms are the key prerequisites for most of the senior appointments and key officials in the decision-making positions within the Ministry. This biased and largely corrupt practice began in the post-invasion period, when the then Coalition Provisional Authority appointed an inexperienced key advisor to the most senior post in the post-conflict MoH. At the same time, an obscure Iraqi diaspora surgeon from London, associated with an important and influential political party, was appointed interim Minister of Health. Since then, most ministerial, deputy ministerial, and senior directorate positions in the MoH have followed this politically sanctioned tradition. Rather than being based on merit, such as a proven track record in government administration and team leadership, or a distinguished academic or extensive clinical career, they were largely based on nepotism, political affiliations, and loyalties. These, in turn, incubated the pervasive corruption and deep state influence within this and other public ministries, with disastrous consequences.

Primary and Secondary Healthcare in Iraq

The provision of health services in Iraq has undergone major changes in recent decades. These have largely shifted public health services from tertiary care to a networked system of national Primary Health Centres (PHCCs) providing basic health services throughout the country. Most of Iraq's existing PHCCs were built in recent decades, with some dating back to the 1970s or earlier. They are generally distributed across Iraq at a typical ratio of one PHCC per 10,000-45,000 people. A decade ago, there were only 229 hospitals in Iraq, including 61 teaching hospitals, 92 private hospitals, and 2504 PHCCs, half of which didn't have an in-house doctor. These are typically located in major cities, in densely populated urban and rural areas, and remain the backbone of the primary health care in Iraq.

However, most of the current health services managed and provided by the MoH are based on a hierarchical Basic Health Services Package (BHSP) introduced in 2009. This strategy reflects the evolution of the country's primary healthcare system, moving from the previous comprehensive service delivery model to the more focused primary care service model. These are delivered through four hierarchical health facilities and centres, based on their geographical distribution patterns and the type of services they provide. These are classified as: (i) community health houses (HHs), (ii) primary health sub-centres, (iii) primary health main centres, and (iv) district hospitals. The HHs form the backbone of rural health centres and are the essential health centres for the provision of basic primary healthcare services, such as the dispensing essential drugs at low subsidised costs and referral services here necessary. There are currently 497 of these centres across Iraq, and 82% of which are housed in basic or inadequate caravan-like structures. Most HHs remain largely ill-equipped with basic diagnostic and patient monitoring medical systems, lack properly organised referral systems, and have severe shortages of basic and essential therapeutic drugs. In terms of secondary care, there are approximately 850 public hospitals in Iraq. Most of these hospitals continue to suffer from varying degrees of inadequacy and poor infrastructure, particularly in terms of emergency, mental health, and trauma care.

According to the WHO's annual World Health Statistics report, in 2020 Iraq had 7.1 doctors per 10,000 people and 20.4 nurses and midwives per 10,000 people, with 1.1 hospital beds and 0.8 doctors per 1000 people. This compares with 1.5 beds and 1.4 doctors per 1000 people in the Kurdistan Region of Iraq (KRI). These alarming statistics reflect the severity of the impending crisis and the healthcare demands and challenges over the next decade, given that Iraq's current population is approaching 44 million, with an average increase of one million per year.

From the perspective of the private healthcare sector, this sector has been flourishing since 2003 and has seen massive expansion, particularly in recent years. The massive proliferation of private hospitals and specialist care centres throughout Iraq indicates that they are predominantly owned and exclusively managed by the healthcare conglomerates of the ruling political entities and religious elites. They provide for-profit health services at generally higher costs than the public sector, and most of which are unaffordable for a large proportion of the Iraqi population. In addition, the existing private health sector provides a profitable investment route and legalised revenue channel for channeling the massive financial profits generated by these services, which are subsequently allocated to the political entities and kleptocrats who either directly or indirectly own these health institutions.

This process is increasingly contributing to health inequalities and creating an unfair two-tier health system in Iraq.

Health System in the Kurdistan Autonomous Region of Iraq (KRI)

Since 1992, the Kurdistan Autonomous Region of Iraq (KRI) has transitioned from semi-autonomy to full autonomy within a federal Iraq by 2003. Despite this, the health system in Iraqi Kurdistan, including the Regional Ministry of Health based in Erbil, faces many challenges and shortcomings typical of the wider Iraqi context. The Regional Ministry of Health manages the region's public health administration, service delivery, finances, and health policy planning in its regional governorates (Erbil, Sulaymaniyah, Duhok, and Halabja). Although it has its own organisational structure, the health system in the KRI closely resembles Iraq's federal system in its centralised structure, politicisation, and lack of transparency, particularly in its governance, regulation, financing, and overall performance. These reflect similar characteristics of politically sanctioned scenarios and the 'modus operandi' of the federal MoH in Baghdad. However, as the KRI region has enjoyed relative stability and security compared to the rest of Iraq since 2003, many of the national health challenges and crises identified in the rest of Iraq are less severe in the region's health system. Many of these challenges remain entrenched in the region's health system, with many sharing common denominators with the rest of Iraq's health challenges:

1– The number of doctors in primary health centres (PHCs) and the distribution of PHCs and medical staff across the region is not optimal.

2– The quality and availability of primary healthcare in the KRI remains highly variable.

3– Doctors are poorly distributed and overworked, and nurses in the region are under-utilised and under-trained in many important areas.

4– Health information systems are not systematically used to support policy, regulation, or system management and integration.

5– Healthcare is generally financed through federal and regional government budgets, and the financing system does not provide incentives to promote efficiency or sustainability. In Iraq, there is limited research and clinical evidence on public and private insurance in improving health outcomes.

6– This is consistent with many similar studies of health system conditions and organisational aspects in the region.

Healthcare Challenges and Health Policy Barriers in Post-2003 Iraq

The health challenges in Iraq since 2003 are alarming. They are compounded by ongoing political instability, sectarian tensions, insecurity, and widespread corruption. In this context, finding appropriate solutions to these challenges is a formidable and complex undertaking.

The Stranglehold of Corruption and its Impact on Health Equity

Since 2003, successive Iraqi governments have struggled with entrenched corruption, including in the health sector, leading to a widening gap in health inequalities. This corruption forms a complex spider's web of political interests, influential political entities and factions that have benefited from the system. These effectively control key health policy-making processes and government structures, and are increasingly contributing to the widening of the health equity gap and the lack of fair and universal access to affordable and efficient care for all Iraqis. There is also a growing trend to favour private healthcare, as this aligns with the economic interests of those involved in these corruption mechanisms and strengthens their control over the system. Resolving these complex issues is not possible in Iraq's current political and sectarian climate. Recent reports have highlighted the scale and extent of institutionalised corruption within the MoH and its associated health-related sectors. In addition, the recent upsurge in violence and attacks against doctors and health workers in Iraqi hospitals is deeply concerning.

The lack of transparency in the performance and outcomes within the public and private health sectors in Iraq is another major challenge that requires a robust approach to address.

The Need for a Shift from Treatment-Centric to Prevention-Centric Healthcare

Since 2003, Iraq's health policy has predominantly focused on reactive and treatment-based approaches, driven by complex factors and national health needs. These include, but are not limited to, increasing care needs for patients with acute and chronic conditions, more hospital beds, and a surge in mental health conditions, the need for more specialised care centres and others. These are placing significant pressure on the public secondary and for the need to expand and build newer hospitals and specialised care facilities across Iraq to meet these demands and hospital admissions. However, over the past decade, many of these new hospitals have either been completed to a poor standard or remain in various stages of planning or construction. Barriers such as questionable construction contracts, inadequate regulations, poor construction standards, and delays due to political factors have been common. Efforts to rehabilitate existing hospitals and primary healthcare centres have been hampered by similar obstacles. Recent incidents in these healthcare facilities, such as the 2021 fires in the Covid-19 wards of Baghdad and Nasiriya hospitals, which resulted in 174 deaths and 210 injuries, and the lack of adequate specialised burn treatment and emergency trauma facilities during the 2023 Al-Hamdaniya fire in Mosul, highlight the systemic deficiencies and shortcomings in the system.

The lack of effective health and wellness prevention strategies in the current public health policies is another factor contributing to this decline. Most of the NCDs that are prevalent in Iraq can be mitigated through combined continuum of care and prevention methods. These can include new care pathways that focus more on lifestyle, health behaviour, and patient education. These strategies require new approaches to healthcare that are proactive rather than reactive. There is a significant gap and lack of effective and innovative prevention strategies in Iraq. These can alleviate the multiple pressures on the primary and secondary healthcare sectors, such as the escalating costs of complications and the increasing number of patients requiring specialist care due to the complications of these NCDs. The absence of these strategies and their widespread adoption reflects the incompetence and lack of foresight within the current health policy-making process.

Poor Health Economics and Public Health Financing

From a health economics and policy perspective, underinvestment in this vital sector has been the hallmark of all governments since 2003. From a health policy and economics perspective, it is well known that effective health programmes are heavily influenced by financial decisions, and that the perspective of budget-makers is crucial in shaping appropriate health policies. However, since 2003, this basic health economic principle has been consistently overlooked in Iraq. Iraq is generally classified as an upper-middle income country, with a GDP per capita of US$ 4,775 in 2021, with GDP growth accelerating to 10.5% in the first half of 2022 due to increase government oil revenues. However, health expenditure was estimated at

US$ 82.2 billion or 8.4% of GDP in 2010, rising to US$ 110.83 billion or 4.5% of GDP in 2019. However, these healthcare expenditures are much lower than similar expenditures in some Arab and neighbouring countries, as shown in Table 1. It shows the level of Iraq's health expenditure in 2020 compared to the % GDP and per capita statistics of some other Arab countries. Furthermore, according to the WHO in 2018, Iraq's primary healthcare facilities were 0.7 per 10,000 people and hospital beds were only 13.2 per 10,000 people.

The chaotic process of public health financing is also evident in many aspects, such as delayed hospital construction projects, poor maintenance of existing centres, persistent shortages, and supply of essential drugs in primary care centres, modernisation of existing services, and many others. To address these multi-factorial challenges, there have been recent attempts to introduce public-private partnerships (PPPs) and public health insurance in the sector. However, in the absence of independent expertise, robust regulatory mechanisms and effective enforcement, the risks of these initiatives becoming facilitators for further corruption routes within the system are more applicable and realistic.

Country	Health Expenditure (% of GDP)-(2020)	Health Expenditure per capita (PPP) (2020)
Iraq	5.08	$ 202.31
Jordan	7.47	$ 298.64
Lebanon	7.95	$ 994.49
United Arab Emirates	5.67	$ 2,191.81
Kuwait	6.31	$1,532.56

Table 1: Comparison of the 2020 Health Expenditure (%GDP) and Per Capita (PPP) of Iraq and other Arab Countries (Source: World Bank)

Optimising the Health Workforce and Challenges in Medical Education

The quality of medical and health education in Iraq, once one of the best in the Middle East region, has deteriorated since the 1990s and especially since 2003. The lack of highly qualified medical graduates, the shortages of teaching staff, the underfunding of research, and the constant exodus of the best specialists from Iraq are some of the hallmarks of the poor quality of the medical education system since 2003. The low global rankings and the absence of most Iraqi medical institutions from international rankings reflect this decline. In addition, the emphasis on quantity over quality, reflected in the mass production of poorly trained medical graduates, has been evident in recent years. The proliferation of private medical colleges offering medical degrees in medicine and other health-related disciplines, most of which are accredited only within Iraq, contributes to this overall decline. This expansion is not addressing the urgent need for more specialists and critical care medical and health personnel. Instead, the process is producing a large number of low quality graduates, most of whom lack the appropriate training, foreign language skills, and specialist skills required for further and specialised training abroad.

Ecological and Environmental Challenges and their Impact on Health and Well-being

Iraq face serious environmental and climate change issues. These include: reduced biodiversity, increased contamination of clean water and waterway, increased air pollution, and deteriorating air quality in most of its major cities and oil-producing areas. These challenges have significant implications for public health and the overall health and well-being of society. However, the extent of their impact on the Iraqi population remains underexplored and understudied. A relevant study suggested a possible association between exposure to depleted uranium and adverse health outcomes among Iraqis, while another found a significant increase in the prevalence of all cancers among Iraqis since 2007, particularly lung, gastrointestinal, and brain cancers. There has also been an increase in the prevalence of breast cancer among women since 2000. Recent research has also linked high levels of pollution, particularly from oil and gas flaring from oil fields near the city of Basra in southern Iraq, to increased cancer incident in the area. These and other findings underscore the urgent need for effective health policies and implementation strategies to address these major public health challenges.

Absence in Healthcare Innovation and Digital Health

The integration of innovative health policies and advanced innovations and technologies remains largely absent. These are perceived primarily as modernisation of diagnostics, equipment, surgical facilities, and patient monitoring capabilities in hospitals and specialised health centres. However, there is an urgent need to broaden the horizons of healthcare improvement beyond these dimensions, especially among the spectrum of health policy makers. Lessons from the Covid-19 pandemic underscore the urgency of introducing these prevention, preparedness and protection strategies into the current healthcare system, including the introduction and implementation of the "*national digital healthcare services*" in Iraq.

Despite Iraq's significant Internet and mobile phone penetration rates, especially among the younger generations, these available infrastructures for the above have not been effectively used or leveraged for the health sector. This can include the introduction of a national electronic (eHealth) and paperless healthcare system that will handle electronic fee transactions, e-medication and dispensing systems, and other services. These can modernise the system and enhance the digital economy in Iraq.

Revolutionising Healthcare in Iraq: The Potential of Digital and Mobile Health (m-Health)

Digital and mobile health (m-Health) technologies are revolutionising health systems worldwide. The WHO has recognised the significant benefits and transformative impact of these technologies. This has been translated into the WHO's recent guidelines and strategies on digital health, which emphasise the role of these systems in delivering improved and more efficient care, particularly in developing and underserved countries.

Innovative Digital Health Strategies for Iraq

A wide range of mobile and digital health systems have been successfully deployed and widely used around the world. These include smartphone tools for chronic disease prevention and management, medication reminders, and remote telemedicine and telehealth services. These solutions have the potential to significantly improve and expand access to and quality of healthcare while reducing costs for patients in Iraq.

Pioneering m-Health Pilots in Iraq

To illustrate the above, two landmark studies were conducted in Iraq. These were funded by the UK government's DelPHE programme and demonstrated the above benefits. These studies included a pilot study in Baghdad that focused on the use of text messaging to support antenatal care for pregnant women. The study resulted in increased clinic visits and improved educational outcomes. Similarly, another pilot study in Basra used simple educational text messaging services to improve diabetes monitoring and management, resulting in increased patient knowledge and improved glycaemic control outcomes. However, despite these efforts, scaling up pilots to larger patient populations in Iraq has been challenging. These include many of the issues discussed above, such as a lack of broader strategic thinking among policy makers, lack of follow-on funding, lack of local health and medical education expertise, and others.

Some of the key recommendations to address these barriers can be summarised as follows:

- The establishment of a national digital health strategy for Iraq. This needs to be led by independent and non-political experts in the field.
- Identifying the need for the most immediate and appropriate digital health solutions that can address the most pressing health challenges in Iraq.
- Establish digital hubs for specialised training and medical research in Iraq's major medical schools and universities.
- Establishment of digital primary care centres using state-of-the-art digital health technologies to provide telemedicine and telehealth services to their patients, especially in remote and hard-to-reach areas.
- Identifying and formulating relevant financing strategies for the above. These may include government, philanthropic, and corporate sources. These can enhance the PPPs health mechanisms being introduced in Iraq.

Conclusion

Iraq's health system has been in deep crisis and steep decline since 2003. Political interference, inefficiency, incompetence, and entrenched corruption in the health sector are some of the hallmarks of this decline. In the current political landscape, the Iraqi health system appears ill-equipped to meet these and its future challenges. The growing patient population due to major demographic shifts, escalating healthcare costs, increased prevalence of chronic diseases, rising mental health and psychological disorders, and the health impacts of the severe environmental changes and pollution levels are some of these challenges. There is an urgent need to implement innovative and sustainable strategies, including the digitalisation of health systems, as important and timely steps to effectively address current and future health challenges in Iraq.

Bibliography

Jawad A S, Sir Harry C Sanderson Pasha (1891–1974): physician, medical educator and royal confidant, J R College of Physicians Edinburgh, 2013; 43:82–7, http://dx.doi.org/10.4997/JRCPE.2013.118

Cetorelli V, Shabila NP. Expansion of health facilities in Iraq a decade after the US-led invasion, 2003-2012. Confl Health. 2014 Sep 11;8:16. doi: 10.1186/1752-1505-8-16. PMID: 25221620; PMCID: PMC4163049.

Webster PC. Iraq's health system yet to heal from ravages of war. The Lancet, 2011 Sep 3;378(9794):863-6. doi: 10.1016/s0140-6736(11)61399-8. PMID: 21898919. Aziz C. Struggling to rebuild Iraq's health-care system. War, sanctions, and mismanagement have left health system in shambles. Lancet. 2003 Oct 18; 362(9392):1288-9. doi: 10.1016/s0140-6736(03)14618-1. PMID: 14577435.

Editorial- The Lancet, Act now to secure Iraq's health, The Lancet, October 18, 2003, DOI: https://doi.org/10.1016/S0140-6736(03)14611-9.

Fleck F. Swapping Ilford for Baghdad. BMJ. 2004 May 29; 328(7451):1280. doi: 10.1136/bmj.328.7451.1280. PMID: 15166063; PMCID: PMC420163.

Pengpid S, Peltzer K. Prevalence and factors associated with undiagnosed type 2 diabetes among adults in Iraq: analysis of cross-sectional data from the 2015 STEPS survey. BMJ Open. 2022 Nov 23;12(11):e064293. doi: 10.1136/bmjopen-2022-064293. PMID: 36418142; PMCID: PMC9684960.

Al-Isawi Z, Kadhim S, Yahya Y, Hadi NR. Stress as a possible cause of a high incidence of hypertension and diabetes and a low incidence of asthma in the Iraqi population. J Med Life. 2023 Mar;16(3):434-441. doi: 10.25122/jml-2022-0266. PMID: 37168309; PMCID: PMC10165509.

Alwan NAS, Lami F, Al Nsoor M, Kerr D. Trends in the Incidence and Mortality of the Most Common Cancers in Iraq (Iraqi Cancer Registry 1999-2019). Gulf J Oncolog. 2022 Sep;1(40):47-57. PMID: 36448070.

Al Janabi T. Barriers to the Utilization of Primary Health Centers (PHCs) in Iraq. Epidemiologia (Basel). 2023 Apr 13;4(2):121-133. doi: 10.3390/epidemiologia4020013. PMID: 37092458; PMCID: PMC10123605.

Saied AA, Ahmed SK, Metwally AA, Aiash H. Iraq's mental health crisis: a way forward? Lancet. 2023 Oct 7;402(10409):1235-1236. doi: 10.1016/S0140-6736(23)01283-7. PMID: 37805209.

United Nations Children's Fund (UNICEF), Iraq- Country Office Annual Report- 2022, https://www.unicef.org/media/136761/file/Iraq-2022-COAR.pdf, (Accessed 10th. October, 2023).

Al Mosawi A and S M Al Hasnawi, Iraq Healthcare System: An Overview, The New Iraqi Journal of Medicine 2009, 5 (3): 5- 132009, https://www.researchgate.net/publication/281207196_Iraq_health_care_system_An_overview, (Accessed 10th. October 2023).

Lafta RK, Al-Nuaimi MA. War or health: a four-decade armed conflict in Iraq. Med Confl Surviv. 2019 Sep; 35(3):209-226. doi: 10.1080/13623699.2019.1670431. Epub 2019 Oct 9. PMID: 31597450.

Price R A, Environmental risks in Iraq, K4D Helpdesk Report, Brighton, UK: Institute of Development Studies, 2018, https://assets.publishing.service.gov.uk/media/5b3b63a3e5274a6ff466faa5/Environmental_risks_in_Iraq.pdf (Accessed 10th. October, 2023).

The World Bank, Current Health Expenditure data (extracted from World Health Organization Global Health Expenditure database (apps.who.int/nha/database), retrieved on April 7, 2023), https://data.worldbank.org/indicator/SH.XPD.CHEX.GD.ZS. (Accessed 10th. October 2023).

World Health Organization (WHO)-Regional Office for the Eastern Mediterranean - Health System Country Profile, 2018, https://rho.emro.who.int/sites/default/files/Profiles-briefs-files/IRQ-Health-System-Profiles-2018.pdf, (Accessed 10th. October 2023).

The Guardian, Dozens die after fire in COVID isolation ward at hospital in southern Iraq, 12 July 2021, https://www.theguardian.com/world/2021/jul/12/dozens-die-after-fire-in-covid-isolation-ward-at-hospital-in-southern-iraq, (Accessed 10th. October 2023).

World Health Organization (WHO), Report: WHO rapid support reaches Mosul hospitals to respond to Al Hamdaniya's tragic incident, 27th. September, 2023, https://reliefweb.int/report/iraq/who-rapid-support-reaches-mosul-hospitals-respond-al-hamdaniyas-tragic-incident-enar, (Accessed 10th. October 2023).

Gov.UK: Home Office, Country Policy and Information Note-Iraq: Medical and healthcare provision, V.2.0, January 2021, https://assets.publishing.service.gov.uk/media/6006b796d3bf7f33ba58df2a/Iraq_-_Medical_and_healthcare_provision_-_v2.0_-_January_2021_-_ext.pdf, (Accessed 10th. October 2023).

Al Hilfi TK, Lafta R, Burnham G. Health services in Iraq. Lancet. 2013 Mar 16;381(9870):939-48. doi: 10.1016/S0140-6736(13)60320-7. PMID: 23499042.

World Bank Group, Iraq- Systematic country diagnostics, Report No. 112333-IQ, pp. 82-85, February 2017, https://documents1.worldbank.org/curated/en/542811487277729890/pdf/IRAQ-SCD-FINAL-cleared-02132017.pdf, (Accessed 10th. October 2023).

The Borgen Project, 6 facts about the healthcare in Iraq, July 28th. 2020, https://borgenproject.org/6-facts-about-healthcare-in-iraq/, (Accessed 10th. October 2023).

Al-Ashbal MA, Lami FH, Performance evaluation of health houses in Iraq 2021-2022: A descriptive study. J Family Community Med, 2023 Apr-Jun;30(2):116-122. doi: 10.4103/jfcm.jfcm_362_22. Epub 2023 Apr 12. PMID: 37303842; PMCID: PMC10252635.

World Food Programme (WFP), Iraq Socio-Economic Atlas, pp. 1-158, https://www.ecoi.net/en/file/local/2020086/WFP-0000110173.pdf, (Accessed 10th. October 2023).

Cetorelli, V., Shabila, N.P. Expansion of health facilities in Iraq a decade after the US-led invasion, 2003–2012. Confl Health 8, 16 (2014). https://doi.org/10.1186/1752-1505-8-16

Moore M., Anthony R. C., Lim Y., Jones S. S., Overton A., Yoong J. K., The Future of Health Care in the Kurdistan Region — Iraq: Toward an Effective, High-Quality System with an Emphasis on Primary Care , Report, RAND Corporation, 2014, https://www.rand.org/pubs/monographs/MG1148-1.html, (Accessed 10th. October 2023)

Mahmood KA, Saleh AM. Barriers and facilitators influencing access to and utilization of primary healthcare services in Kurdistan-region, Iraq: a cross-sectional study. Ann Med Surg (Lond), 2023 Jun 10; 85(7):3409-3417. doi: 10.1097/MS9.0000000000000957. PMID: 37427184; PMCID: PMC10328711.

Alshalah A, Douedari Y, Howard N, What we lacked was the courage to take decisions that differed from the rest of the world': expert perspectives on the role of evidence in COVID-19 policymaking in Iraq, BMJ Global Health, 2023;8:e012926.

Shabila, N.P., Al-Tawil, N.G., Tahir, R. et al. Iraqi health system in Kurdistan region: medical professionals' perspectives on challenges and priorities for improvement. Conflict and Health, 4, 19 (2010). https://doi.org/10.1186/1752-1505-4-19

Al Dabbagh A., Taher M., An overview of the new Iraqi Health Insurance Law, Al Tamimi & Co, https://www.tamimi.com/law-update-articles/an-overview-of-the-new-iraqi-health-insurance-law/#:~:text=The%20Health%20Insurance%20law%20provides,healthcare%20services%20offered%20to%20covered, 2020, (Accessed 10th. October 2023).

Qadir, D., Creating a New Healthcare System in the Middle East: the Case of Private Healthcare Providers in Kurdistan. Horizons of Education, 16 (40), 113-126, 2017, DOI: 10.17399/HW.2017.164007.

White J. Budget-makers and health care systems. Health Policy. 2013 Oct; 112(3):163-71. doi: 10.1016/j.healthpol.2013.07.024. Epub 2013 Aug 6. PMID: 23958590.

Tawfik-Shukor, A., Khoshnaw, H. The impact of health system governance and policy processes on health services in Iraqi Kurdistan. BMC Int Health Hum Rights, 10, 14, 2010. https://doi.org/10.1186/1472-698X-10-14.

Mansour, R , Moving medicine in Iraq: Networks fuelling everyday conflict, Chatham House, 29 November 2022, https://www.chathamhouse.org/2022/11/moving-medicine-iraq-networks-fuelling-everyday-conflict) (Accessed 10th. October 2023.

Lafta R, Qusay N, Mary M, Burnham G. Violence against doctors in Iraq during the time of COVID-19. PLoS One. 2021 Aug 6;16(8):e0254401. doi: 10.1371/journal.pone.0254401. PMID: 34358239; PMCID: PMC8345879.

Surdyk S, Itani M, Al-Lobaidy M, Kahale LA, Farha A, Dewachi O, Akl EA, Habib RR. Weaponised uranium and adverse health outcomes in Iraq: a systematic review. BMJ Glob Health. 2021 Feb;6(2):e004166. doi: 10.1136/bmjgh-2020-004166. PMID: 33619039; PMCID: PMC7903104.

Hussain AM, Lafta RK. Cancer Trends in Iraq 2000-2016. Oman Med J. 2021 Jan 31;36(1):e219. doi: 10.5001/omj.2021.18. PMID: 33552559; PMCID: PMC7847549.

Al-Hashimi MMY. Trends in Breast Cancer Incidence in Iraq During the Period 2000-2019. Asian Pac J Cancer Prev. 2021 Dec 1;22(12):3889-3896. doi: 10.31557/APJCP.2021.22.12.3889. PMID: 34967568; PMCID: PMC9080353.

Jiyad, S. Corruption is the lifeblood of politics in Iraq (PeaceRep report), Middle East Centre, London School of Economics, 2023, https://eprints.lse.ac.uk/120883/3/Corruption_is_the_lifeblood_of_politics_in_Iraq_published.pdf, (Accessed 20 December 2023).

Kelly J , Pinnell O, Stallard E, BP in oil field where 'cancer is rife', BBC News, 30 September 2022, https://www.bbc.co.uk/news/science-environment-63083634, (Accessed 10th. October 2023).

Abulenein A, Levinson R, The medical crisis that's aggravating Iraq's unrest, A Reuters special report, 2 March 2020, https://www.reuters.com/investigates/special-report/iraq-health, (Accessed 10th. October 2023).

Barnett-Vanes A, Hassounah S, Shawki M, et al. , Impact of conflict on medical education: a cross-sectional survey of students and institutions in Iraq, BMJ Open, 2016;6:e010460. doi: 10.1136/bmjopen-2015-010460.

Al-Shamsi M. Medical education in Iraq: issues and challenges. Int J Med Educ. 2017 Mar 11;8:88-90. doi: 10.5116/ijme.58b1.c927. PMID: 28285276; PMCID: PMC5357542.

World Health Organization (WHO), WHO Guidelines: Recommendations on digital interventions for health system strengthening, ISBN: 978 92 4 155050 5, 2019, https://www.who.int/publications/i/item/9789241550505, (Accessed 10th. October 2023).

Istepanian, R S H and Woodard, B., 'M-health Fundamentals and Applications' John Wiley- IEEE Press, 2017; https://www.wiley.com/en-es/m+Health:+Fundamentals+and+Applications-p-9781118496985, (Accessed 10th. October 2023).

Istepanian R S H, Mobile Health (m-Health) in Retrospect: The Known Unknowns. Int. J Environ Res Public Health. 2022 Mar 22;19(7):3747. doi: 10.3390/ijerph19073747. PMID: 35409431; PMCID: PMC8998037, (Accessed 10th. October 2023).

The British Council, UK-Iraq Higher Education Partnerships: Working together for Iraq's future (DelPHE) programme (2009-2013), https://www.britishcouncil.org/partner/track-record/development-partnerships-higher-education, (Accessed 10th. October 2023).

Istepanian, R. S. H., Mobile Applications (Apps) for Diabetes Management: Efficacy Issues and Regulatory Challenges, Lancet- Diabetes and Endocrinology, 3,12 pp. 921-923, 2015.

Alhaidari T, Amso N, Jawad TM, Alnakkash U, Khazaal F, Alnaaimi A, Pickles T, Playle R, Istepanian R, Philip N, Gregory JW, Al Hilfi T, Feasibility and acceptability of text messaging to support antenatal healthcare in Iraqi pregnant women: a pilot study, J. Perinat Med., doi: 10.1515/jpm-2016-0127, 2017.

Haddad, N.S., Istepanian, R. S. H., Philip, N., Khazaal, F., Hamdan, T. A., Pickles, T., Amso,, N. and Gregory , J. W., ' A feasibility study of mobile phone text messaging to support education and management of Type-2 diabetes in Iraq', Diabetes Technology and Therapeutics, 16, 7, pp. 454-459, 2014.

Notes

1 Extended version of this paper can be cited in: https://cfri-irak.com/en/article/mapping-iraqs-post-2003-health-crisis-two-decades-of-retrogression-and-kleptocracy-2024-01-31

Samirah Jarrar

Aix-Marseille Université, Ideas

Santé coloniale et transplantations d'organes en Palestine : entre destruction, exploitation et domination symbolique

Résumé

À travers les expériences vécues de médecins et patients palestiniens, cet article retrace les effets du colonialisme dans le façonnement de la santé en Cisjordanie, entre dynamiques de destruction, remplacement et exploitation. Si l'occupation israélienne empêche l'établissement d'un système de santé fort en Palestine, la corruption des institutions palestiniennes et la privatisation de la santé limitent également l'accès des patients aux services de santé. Pendant ce temps, le système de santé israélien profite symboliquement et financièrement du tourisme médical des patients en provenance de la Cisjordanie et de la fuite des cerveaux des médecins palestiniens. En portant l'attention sur les économies morales de l'espace colonial, cet article analyse la manière dont l'occupation israélienne opère à la fois comme un pouvoir de destruction et d'attraction des pratiques et des désirs des Palestiniens liés aux soins, en faisant de la santé un outil de domination coloniale et symbolique.

Abstract

Through the experiences of Palestinian doctors and patients, this article traces the effects of colonialism in shaping healthcare in the West Bank, between dynamics of destruction, replacement, and exploitation. While the Israeli occupation prevents the establishment of a strong health system in Palestine, the corruption of Palestinian institutions and the privatisation of health also limit patients' access to health services. Meanwhile, the Israeli health system benefits financially and symbolically from the medical tourism of patients from the West Bank and the brain drain of Palestinian doctors. By focusing on the moral economies of colonial space, this article analyses the way in which the Israeli occupation operates as both a destroyer and an attractor of Palestinian healthcare desires and practices, turning health into a tool of colonial and symbolic domination.

À travers les expériences vécues et les témoignages de patients et de médecins impliqués dans les transplantations d'organes en Palestine, cet article retrace les effets du colonialisme israélien dans l'accès à la santé en Cisjordanie. Le terrain ethnographique de la pratique médicale des transplantations d'organes offre un point d'observation privilégié pour analyser le colonialisme de peuplement sioniste et ses logiques et pratiques constitutives, notamment de destruction, de remplacement et d'exploitation, mais aussi son pouvoir d'attraction des désirs et des pratiques liés à la santé.

Dans cet article nous analyserons dans un premier temps les effets de l'occupation israélienne en termes de destruction et d'appauvrissement du système de santé palestinien, surtout en ce qui concerne les soins tertiaires. On verra ici comment la logique de l'anéantissement procède parallèlement à une logique de remplacement, selon laquelle les formes de l'organisation politique, et donc sanitaire, en Cisjordanie sont définies par la colonisation. On se focalisera sur la façon dont la corruption à l'intérieur des institutions politiques palestiniennes et la privatisation de la santé se renforcent les unes les autres, empirant les conditions de vie et l'accès aux soins de la population. Le mauvais état du système de santé renforce des jugements négatifs de la population palestinienne envers sa classe dirigeante, mais aussi parfois une auto-perception négative de soi et de la société palestinienne dans son entièreté. Nous nous intéresserons enfin à la façon dont Israël profite de l'appauvrissement du système sanitaire palestinien, tant au niveau matériel que symbolique. Du point de vue matériel, Israël profite du tourisme médical en provenance de Cisjordanie ainsi que de la fuite de son personnel médical. Parallèlement, la supposée supériorité du système sanitaire israélien et la dépendance des Palestiniens à l'égard de celui-ci renforcent certaines formes de domination symbolique.

L'analyse proposée des relations coloniales qui traversent le système de santé palestinien fait écho aux *Settler Colonial Studies*[1], ces études qui analysent le contexte palestinien à partir des rapports structurels de domination qui caractérisent le colonialisme de peuplement sioniste. L'analyse de la structure coloniale est toutefois ici enrichie par l'attention portée à la dimension des économies morales[2], qui nous permet de comprendre la domination dans ses formes les plus intimes.

Yacoub et Amina, des exemples d'un système malade

Yacoub[3] est allongé sur le lit d'hôpital, attaché à l'appareil de dialyse. Nous sommes dans la salle de dialyse de la « boucherie », comme beaucoup de gens ici appellent cet hôpital gouvernemental en Cisjordanie. En raison de son insuffisance rénale, Yacoub doit subir trois séances de dialyse par semaine, d'une durée de trois à quatre heures chacune. Cette routine lui prend beaucoup de temps et d'énergie, le forçant à quitter son emploi et à dépendre financièrement de sa famille. Pour Yacoub la seule alternative à la dialyse serait la transplantation rénale. Cependant, en Cisjordanie, aucun programme solide de transplantations d'organes n'a jamais été mis en œuvre, malgré la loi de 2017 réglementant cette pratique[4]. Les reins provenant de donneurs vivants apparentés sont actuellement les seuls organes solides transplantés en Cisjordanie, tandis que les patients ayant besoin d'autres types d'organes sont transférés à l'étranger. Selon le Dr Abdallah Al-Khatib, néphrologue et ancien responsable des transplantations rénales au ministère de la Santé (MS) de 2010 à 2020, environ 500 transplantations ont été réalisées[5], un nombre insuffisant par rapport au nombre de patients qui en ont besoin[6]. Jusqu'à tout récemment, le seul chirurgien réalisant les transplantations de rein en Cisjordanie venait de Jordanie, ce qui a provoqué la suspension du programme de transplantation entre 2020 et 2022, lorsque les frontières ont été fermées en raison de la pandémie de Covid-19. Comme jusqu'à présent le MS n'a pas pu mettre en place un programme à partir de donneurs décédés, les patients qui ne trouvent pas de parent biologiquement compatible n'ont pas d'autre alternative que la dialyse pour le reste de leur vie.

Yacoub est l'un des nombreux patients qui n'a pas de proches compatibles, mais il ne perd pas espoir : il cherche activement à acheter un rein à un donneur et à se faire transplanter en Turquie. Même si le tourisme d'organes est illégal dans la plupart des pays, les réseaux de trafic d'organes continuent à fonctionner dans le monde entier[7]. Dans les centres de dialyse de Cisjordanie, les patients échangent des conseils et des expériences vécues ou entendues sur le tourisme d'organes en Turquie, en Égypte et même en Inde. Si le risque de se faire arnaquer semble très élevé, de nombreux patients comme Yacoub sont prêts à se livrer à des pratiques illégales pour guérir, malgré les coûts, les risques et les préoccupations morales élevées.

Amira est une autre patiente qui envisage une transplantation rénale à l'étranger. Nous nous rencontrons dans une zone plus périphérique de la Cisjordanie, dans le centre de dialyse de l'hôpital gouvernemental local, appelé par quelqu'un ici « le cimetière ». Avec ses murs égratignés et ses vieux meubles, l'endroit est chaotique et bondé. « *La pièce où ils m'ont emmené la première fois était encore plus bondée, plus sombre et plus sale. Je pensais qu'ils m'avaient emmenée là-bas pour mourir* »[8] se souvient-elle. Lors de ma visite, son appareil de dialyse cesse de fonctionner, mais elle n'essaye pas d'appeler une infirmière : on dirait qu'il n'y en a pas dans la chambre. C'est sa sœur qui appuie sur quelques boutons et redémarre la machine. Comme l'hôpital manque de personnel, les proches des patients ont appris à s'occuper de nombreuses opérations médicales.

Après trois heures de dialyse, Amira et sa sœur mettront 40 minutes en voiture pour rentrer chez elles, car ce centre de dialyse est l'unique desservant la zone d'Al-Khalil et ses alentours. Lorsque nous quittons l'hôpital, la salle est encore pleine de patients, tandis que de nombreux autres attendent déjà leur tour dehors.

Santé sous occupation

Absence de système centralisé efficace, programmes de santé négligés, pénurie de personnel et d'équipement : les histoires de Yacoub et Amira font écho à l'expérience de nombreux patients de Cisjordanie, qui font souvent référence au dysfonctionnement du système de santé palestinien avec sarcasme et plaisanteries. Les causes de la faiblesse du système de santé sont variées et imbriquées. Parmi elles, l'occupation israélienne joue un rôle majeur. Avec la signature des accords d'Oslo au début des années 1990, Israël et certains dirigeants de l'Organisation de Libération de la Palestine (OLP) se sont mutuellement reconnus et se sont engagés dans un processus de paix. Les accords d'Oslo ont conduit à la création de l'Autorité Palestinienne (AP), née comme une administration provisoire qui s'est transformée en une structure permanente de type étatique, mais avec des pouvoirs limités. L'État israélien occupant a confié à l'AP la responsabilité de gouverner la Cisjordanie et la bande de Gaza, lui déléguant la charge d'administrer ces territoires. Parmi ses responsabilités, l'AP doit maintenir la sécurité, en réprimant les mouvements et les personnes considérées comme dangereuses pour Israël, ainsi que fournir les services de santé à la population palestinienne.

Malgré le transfert officiel du pouvoir, le système de santé palestinien est resté *de facto* dépendant des autorités israéliennes, qui ont continué à contrôler les frontières ainsi que l'économie des Territoires Palestiniens. Jusqu'à aujourd'hui, Israël exerce un contrôle direct sur le budget de l'AP grâce au système de dédouanement fiscal pour lequel Israël perçoit des impôts au nom de l'AP, qui constituent environ 65 % de son budget[9], et les lui restitue ensuite mensuellement. Cela expose l'AP à des suspensions unilatérales israéliennes du transfert de cet argent, une pratique utilisée par Israël pour faire pression sur l'AP et influencer sa politique.

L'absence d'une véritable souveraineté politique et économique a contribué à fragmenter l'offre des services de santé. Aujourd'hui, les quatre principaux fournisseurs de soins en Palestine sont le MS, l'UNRWA[10], les ONG et les fournisseurs privés. Le MS fournit la majorité des services primaires et secondaires à travers un réseau de centres médicaux et d'hôpitaux. Si le système de soins primaires s'est bien établi au fil des années, les soins tertiaires et plus spécialisés restent moins développés au sein du secteur public, qui achète largement ces services spécialisés auprès des hôpitaux privés. La fragmentation de l'offre de soins représente un défi en Cisjordanie à cause de la communication et de la coordination inefficaces et défaillantes parmi les différents prestataires de santé. Enfin, la dépendance financière à l'égard des donateurs rend également la fourniture de soins précaire[11].

L'occupation israélienne limite aussi la liberté de mouvement des patients palestiniens, du personnel et du matériel médical, à l'intérieur du territoire comme à l'étranger. Selon l'ONG *Physicians for Human Rights*, Israël refuse chaque année environ 40 000 demandes de Palestiniens souhaitant voyager entre la bande de Gaza, la Cisjordanie et Jérusalem-Est pour se faire soigner[12]. Les mouvements de personnes sont restreints même à l'intérieur de la Cisjordanie, à cause des checkpoints et des fermetures de routes imposés par l'armée israélienne ou par les colons israéliens. La fragmentation territoriale rend difficile la mise en œuvre des programmes médicaux nationaux, comme c'est le cas pour les transplantations d'organes : « *Les organes doivent être transplantés immédiatement dans les heures qui suivent leur prélèvement. Quatre à six heures au maximum pour les cœurs. Si quelqu'un meurt dans un accident de voiture à Jénine, dans le nord de la Cisjordanie, et qu'un patient d'Al-Khalil, dans le sud, peut recevoir son cœur, il faudra au moins 2 à 3 heures de route*[13] *pour transporter l'organe et le patient à l'hôpital de Ramallah pour réaliser l'opération. Mais que se passe-t-il s'il y a un checkpoint israélien ? Ou des colons israéliens fermant la route ? L'organe sera jeté à la poubelle* »[14].

Le matériel médical et les médicaments sont également soumis à des restrictions et délais à l'importation par Israël. C'est le cas pour ces technologies et produits de santé enregistrés comme des *« biens à double usage »*[15] et qui, selon les autorités israéliennes, pourraient être utilisés par les Palestiniens à des fins militaires.

Enfin, la limitation des mouvements du personnel médical affecte aussi négativement le développement du système de santé en Palestine. Les médecins qui n'ont pas de carte d'identité palestinienne sont soumis à des restrictions de visa pour entrer et séjourner sur le territoire, tandis que les médecins palestiniens doivent obtenir l'approbation des autorités d'occupation israéliennes pour étudier et se former à l'étranger, notamment en Israël et à Jérusalem-Est[16]. Cet isolement des médecins palestiniens empêche le transfert des connaissances et du savoir-faire médical, surtout relativement aux soins spécialisés. En ce qui concerne les transplantations d'organes, ces restrictions de mouvement sont considérées par les responsables interviewés comme un obstacle majeur dans la formation des équipes médicales spécialisées dans cette pratique en Cisjordanie.

Wasta, corruption et privatisation

Si l'occupation israélienne est la cause majeure de la faiblesse du système de santé en Cisjordanie, la mauvaise gestion et la corruption de l'AP jouent également un rôle important. Les scandales de détournement de fonds publics impliquant des responsables politiques palestiniens ne sont pas rares et ils sont bien connus par la population. Également, le personnel médical et les patients se plaignent souvent du manque de volonté politique du gouvernement d'investir dans le système de santé publique. Les médecins qui ont tenté de mettre en œuvre des programmes de transplantation d'organes et de tissus en Cisjordanie ont mentionné le manque d'engagement politique du MS comme l'une des principales causes de l'échec de leur mise en œuvre.

Comme les hôpitaux publics manquent d'équipement et de personnel spécialisés, le MS achète des services tertiaires de santé auprès des hôpitaux privés de Cisjordanie et de Jérusalem-Est, mais aussi de l'étranger. Les transferts des patients vers des hôpitaux non-gouvernementaux sont pris en charge dans une large mesure par le MS, ce qui se traduit par un flux d'argent important du secteur public vers le secteur privé, calculé à un milliard de shekels par an [environ 245 millions d'euros][17]. En 2022, les transferts et l'achat de services en dehors du MS ont drainé plus de 40 % du budget de ce dernier (voir Tab 1)[18]. La suspicion qui circule parmi les patients, le personnel médical, ainsi que certains employés du MS interrogés, est que le gouvernement n'investit pas dans le secteur de la santé publique en raison de la corruption et de conflits d'intérêts impliquant certains dirigeants politiques et les grands hôpitaux privés, qui bénéficieraient énormément du système de transferts[19].

Volet	Dépenses (NIS)	% des dépenses totales
Salaires	978,600,992	37.2 %
Services achetés en dehors du MS	1,083,724,822	41.2 %
Médicaments, vaccins et fournitures médicales	438,480,892	16.7 %
Capital et autres dépenses de fonctionnement	127,209,858	4.8 %
Total	2,628,016,564	100 %

Tab. 1 : Dépenses du MS en NIS (New Israeli Shekels) en 2022[20]

Les pratiques de népotisme affectent aussi l'accès à la santé au quotidien. Les patients interviewés se plaignent du fait que la probabilité d'obtenir des traitements rapides, des transferts et d'autres autorisations du MS dépend souvent de relations personnelles (appelées *wasta* en arabe) avec les responsables de l'AP. Les médecins et les employés ont également souligné qu'une *wasta,* dite ironiquement « vitamine w » parmi la population, est souvent nécessaire pour être embauché ou promu. Les personnes qui ne peuvent pas obtenir de transferts médicaux finissent souvent par contracter des dettes pour se faire soigner dans des hôpitaux privés en Palestine ou à l'étranger, tandis que la santé et la vie de ceux qui ne peuvent pas se permettre ces coûts sont en danger. Les hôpitaux privés palestiniens peuvent en effet refuser des traitements aux personnes qui ne sont pas couvertes financièrement, même lorsqu'ils disposent d'un permis de transfert du MS et devraient donc être entièrement ou partiellement pris en charge par le gouvernement. Cela arrive parce que le MS contracte des dettes auprès des hôpitaux privés, car il ne paie pas les services achetés : « *Nous avons récemment eu ce patient qui a reçu une balle dans la poitrine. Aucun hôpital public ne disposait de spécialiste pour le soigner. Nous avons donc essayé de le transférer vers un hôpital privé, mais ils ont refusé. Ils voulaient voir le cash sur la table avant de l'accepter* », raconte un médecin.[21]

Alors que les patients peinent à recevoir des soins, de nombreuses rumeurs circulent concernant des dirigeants ou des protégés de l'AP transférés pour des traitements non-nécessaires. L'histoire qui a circulé en 2019 relative au transfert d'un haut responsable de l'AP pour une greffe de cheveux en Turquie en est un exemple[22]. Ces histoires expriment et alimentent le mécontentement de la population face à l'AP, qui est déjà largement impopulaire en raison de sa coordination sécuritaire avec Israël, une condition essentielle de son existence, qui aboutit à l'arrestation d'un grand nombre de militants engagés dans la lutte anticoloniale[23]. L'AP est aussi critiquée pour son autoritarisme croissant, car elle exerce le monopole de la violence dans les Territoires Palestiniens, accordé par l'occupant israélien et la communauté internationale, contre ses opposants politiques. L'inefficacité et l'immoralité attribuées à l'AP alimentent des jugements et des sentiments moraux négatifs au sein de la population palestinienne à son égard. L'AP n'est pourtant pas considérée seulement comme une cause des maux de la société, mais aussi comme une de ses émanations. Dans les discours et dans les plaintes des Palestiniens interviewés, les critiques adressées à l'AP et à ses institutions, parmi lesquelles son système de santé dysfonctionnel, tournent parfois en critiques amères envers la société palestinienne dans son ensemble. Ce type de discours semble attribuer à la population palestinienne des caractéristiques culturelles présupposées intrinsèques qui seraient à l'origine de sa stagnation et de son mal fonctionnement, ce qui justifierait partiellement sa domination.

« Nous sommes comme des étrangers »

Pour les services médicaux sophistiqués et spécialisés qui ne sont pas disponibles en Cisjordanie, les patients sont transférés à l'étranger. Cela inclut les États voisins comme la Jordanie, la Turquie, l'Égypte et surtout Israël (voir Tab. 2). Les accords de transfert médical entre Israël et l'AP concernent principalement les traitements oncologiques et cardiaques[24], puisque la radiothérapie et les médicaments nucléaires, indispensables au traitement des cancers, ne sont pas disponibles en Cisjordanie en raison des restrictions imposées par Israël.

Lieu des transferts	Nombre	Pourcentage
Palestine	100,681	90.90 %
Bande de Gaza	6,625	6.00 %
Cisjordanie	54,689	49.35 %
Jérusalem-Est	39,367	35.52 %
Hors Palestine	10,129	9.10 %
Égypte	3,002	2.71 %
Jordanie	572	0.51 %
Israël	6,521	5.88 %
Turquie	34	0.03 %
Total	110,810	100.0 %

Tab. 2 : Transferts médicaux en dehors du MS 2022[25]

Bien que l'occupation israélienne soit la principale responsable de la faiblesse et de la dépendance du système de santé palestinien à l'égard des services médicaux israéliens, Israël se soustrait à sa responsabilité à l'égard de la santé des Palestiniens et traite les Palestiniens des Territoires Occupés comme n'importe quel touriste médical étranger[26]. Cela signifie qu'Israël vend ses services de santé et ses médicaments aux Palestiniens et à l'AP au prix du marché, tandis que les citoyens et résidents israéliens sont couverts par les assurances maladie nationales. Le *Knesset Information and Research Center* a calculé qu'entre 2011 et 2015, le système de santé israélien a généré un revenu total de 200 millions de shekels par an (environ 45 millions d'euros) en fournissant des services médicaux aux Palestiniens[27]. En 2019, l'AP a annoncé qu'elle cesserait de transférer les patients vers Israël, en réponse à la déduction unilatérale d'Israël des fonds de dédouanement fiscal[28], ce qui a entraîné une baisse constante du nombre de renvois vers Israël. Cependant, de nombreux Palestiniens se déplacent encore en Israël pour des traitements qui ne sont pas disponibles en Cisjordanie, en payant de leur poche.

Israël ne profite pas seulement du tourisme médical des Territoires Palestiniens Occupés, mais aussi de la fuite des cerveaux de ces territoires. Les bas salaires, le manque d'équipements et de services spécialisés, le copinage et les mauvaises conditions de travail poussent de nombreux médecins et infirmiers palestiniens à chercher du travail en Israël. Moins payés que leurs collègues israéliens, ils représentent une main d'œuvre qualifiée et bon marché pour les hôpitaux israéliens. Par exemple, les Palestiniens de Cisjordanie qui sont acceptés dans les programmes de résidence dans les hôpitaux israéliens ne reçoivent pas un salaire de base comme leurs collègues israéliens, et ils ne bénéficient pas des droits de sécurité sociale correspondants : « *Nous, Palestiniens, sommes considérés comme des étrangers. Eux, ils sont Israéliens. Ils ont leur salaire de base et sont également payés pour les tâches supplémentaires. Moi, je suis payé uniquement pour les tâches que j'effectue. Le problème est que, si je tombe malade, je ne suis pas payé* »[29] témoigne un chirurgien palestinien de Cisjordanie travaillant dans un hôpital gouvernemental en Israël.

Même s'ils sont payés uniquement à l'acte, certains médecins palestiniens ont reconnu gagner jusqu'à six fois plus qu'en Cisjordanie. Ces médecins ont également mentionné les meilleures conditions de travail comme un facteur d'attraction pour travailler en Israël : comme de nombreuses spécialisations ne sont pas disponibles en Cisjordanie, les médecins qui souhaitent travailler dans ces domaines médicaux spécialisés trouvent souvent cette possibilité dans les hôpitaux israéliens. C'est le cas pour les transplantations d'organes. Un ophtalmologue palestinien interviewé, spécialisé en greffes de cornées dans un hôpital israélien, regrette que cette spécialisation soit rare en Cisjordanie, non seulement pour les patients, mais aussi pour son avenir professionnel : retourner travailler en Cisjordanie signifierait pour lui perdre deux ans de formation dans ce domaine. Malgré sa ferme opposition à l'occupation israélienne, il admet : « *L'hôpital gouvernemental en Israël est génial. Le système de santé en Israël est incroyable. C'est l'un des meilleurs systèmes de santé au monde* »[30]. Pour beaucoup de médecins palestiniens, les avantages à travailler en Israël l'emportent sur les difficultés et les réserves morales, comme le fait de travailler dans un environnement souvent idéologiquement hostile, qui les oblige à ne pas afficher leur identité palestinienne et à garder le silence lorsque leurs collègues israéliens discutent de politique.

L'excellence du secteur de la santé et des technologies israéliennes sert d'outil à l'État occupant pour établir et légitimer davantage sa place non seulement sur la scène mondiale, mais aussi auprès des Palestiniens colonisés. Les patients et les médecins palestiniens qui ont fait l'expérience du système médical israélien expriment souvent leur fascination pour l'efficacité et la bonne qualité des services offerts. Les médecins palestiniens qui voudraient installer un programme de transplantation d'organes en Cisjordanie prennent souvent le système israélien comme modèle qu'ils souhaiteraient répliquer. De leur côté, les patients expriment souvent le désir de se faire soigner en Israël s'ils en avaient la possibilité. Souvent les patients et les médecins comparent les hôpitaux israéliens, à leur yeux avancés, propres et organisés, au système de santé dysfonctionnel, affaibli et corrompu en Cisjordanie. Ces comparaisons et ces constats nourrissent une perception d'infériorité chez certains Palestiniens par rapport aux Israéliens, qui finit par contribuer à légitimer leur dépendance et leur oppression. « *Nous avons besoin d'eux* »[31] a affirmé un jour un chirurgien palestinien interviewé. Dans le domaine de la santé, il arrive que certains Palestiniens expriment des jugements de valeur et des sentiments moraux contrastés par rapport à leurs occupants, comme l'expriment les paroles de ce patient : « *J'ai donné une grande partie de ma jeunesse et de mon dur travail à ce pays. Et ça me rend triste et furieux de devoir mendier une wasta pour obtenir quelque chose qui, par défaut, est mon droit. Avoir accès aux soins est un droit humain fondamental. Le gouvernement palestinien n'est pas pauvre, il collecte beaucoup d'argent grâce aux impôts, il collecte chaque année des millions de dollars en subventions et en aides étrangères. Ils ont la capacité d'aider les gens. Mais à cause de la corruption et parce qu'ils veulent se remplir les poches, j'ai dû souffrir et j'ai beaucoup souffert. La chose la plus douloureuse de mon expérience a été d'être rabaissé par mon propre peuple. Ils accusent toujours Israël, Israël et Israël… Mais en tant que patient, j'ai reçu en Israël un traitement bien supérieur et bien plus humain en Israël qu'ici* »[32].

Conclusion : la part maudite de la santé et son petit secret

En analysant l'état du système de santé en Cisjordanie, la façon dont la colonisation israélienne détruit le système sanitaire en Cisjordanie devient clair, mais également son contrôle et son exploitation des besoins liés à la santé des Palestiniens, le tout pour en tirer des bénéfices matériels et pour renforcer sa domination symbolique.

Suite aux accords d'Oslo, Israël s'est débarrassé de la responsabilité de fournir des services de santé à la population palestinienne colonisée des territoires occupés L'occupation israélienne empêche toutefois la création d'un système de santé solide et souverain dans ces territoires, qui restent *de facto* sous son contrôle. En ce sens, l'occupation israélienne a créé les conditions d'une dépendance palestinienne à l'égard des services médicaux israéliens, qui sont vendus à la population occupée comme des marchandises. Le système de santé israélien profite en même temps de la main-d'œuvre palestinienne bon marché venant des territoires occupés. L'analyse du système de santé en Palestine fournit ainsi un exemple typique de la logique coloniale d'exploitation et de la relation structurelle existant entre néolibéralisme et colonialisme. La puissance coloniale exploite la main-d'œuvre et les ressources locales (l'argent des patients palestiniens et du gouvernement qui achètent les services sanitaires en Israël) pour créer des richesses à son propre bénéfice. De leur côté, la population et les territoires colonisés représentent un marché captif fonctionnel à la croissance de l'économie coloniale.

Cette analyse fournit également un exemple de la logique de remplacement qui caractérise le colonialisme de peuplement sioniste. D'un côté, le pouvoir colonial et la communauté internationale imposent les formes locales du politique en favorisant certaines élites palestiniennes, structurellement fonctionnelles au régime occupant, qui garantit en échange leur existence. La reproduction sociale de ces élites repose également sur la corruption, sur le népotisme et sur l'accumulation de richesse liée aux politiques économiques néolibérales. De l'autre côté, le pouvoir colonial, tout en limitant la souveraineté et le développement des institutions de la société occupée, se place comme fournisseur des services que celles-ci ne sont pas capables de fournir à la population, en les remplaçant. Le double mouvement de destruction et de remplacement crée la dépendance matérielle et symbolique des populations colonisées envers leurs colonisateurs.

La focale sanitaire permet enfin de comprendre les mécanismes les plus intimes de cette domination symbolique. Liés à la reproduction de la vie et du bien-être, les services de santé sont de puissants objets de désirs individuels et collectifs. Même s'ils sont transformés en marchandises dans le cadre capitaliste-colonial, la valeur qui leur est attribuée est évaluée en fonction de leur utilisation sociale et souvent en termes moraux. De nombreux patients et médecins palestiniens ont exprimé leur admiration et leur désir pour les efficaces services médicaux israéliens, parfois en attribuant aux occupants israéliens des qualités et des capacités supérieures. Au contraire, le dysfonctionnement du système de santé palestinien et les pratiques de corruption renforcent une perception négative des Palestiniens à l'égard de leurs dirigeants et parfois de leur propre société et ainsi que l'idée, chez certains, que la dépendance de l'occupant est presque justifiée. Dans l'économie morale de la colonie, la santé devient donc un outil de domination symbolique, soutenue par les valeurs contradictoires d'une certaine population palestinienne envers ses colonisateurs La domination symbolique permet de cacher la dynamique de destruction, de remplacement et d'exploitation coloniale, ainsi que la violence et les inégalités structurelles qui en dérivent. La violence structurelle est également masquée par la rencontre intersubjective entre patients et prestataires de soins : dans les hôpitaux israéliens, les Palestiniens trouvent l'aspect le plus humain et le plus attentionné de leurs occupants. De leur côté, les autorités et les médias israéliens utilisent les services de santé fournis à la population occupée et la rhétorique humanitaire pour dépolitiser et légitimer leur présence coloniale[33].

En outre, en Palestine, la santé est un domaine où les paradoxes du territoire colonisé sont les plus évidents. C'est le lieu privilégié pour observer ce que le professeur camerounais Achille Mbembe appelait « *la partie maudite de la colonie et son petit secret* »[34]. D'une part, la puissance coloniale exerce violence et destruction sur les populations colonisées ; de l'autre, en contrôlant les besoins des personnes occupées, elle fonctionne comme une machine de séduction et d'attraction de leurs désirs.

Ainsi, il est essentiel de recentrer la santé comme une priorité dans tout effort vers l'émancipation, l'autonomisation et la libération des communautés palestiniennes.

Notes

1 Omar Jabary Salamanca, Mezna Qato, Kareem Rabie, Sobhi Samour, "Past is Present: Settler Colonialism in Palestine", Abingdon-on-Thames, *Settler Colonial Studies*, vol. 2, n° 1, 2012, pp. 1-8 ; Taher Labadi, « Le colonialisme israélien se déploie aussi sur le terrain économique », Montreuil, *Contretemps*, 20 décembre 2023 Nadera Shalhoub-Kevorkian, "Human suffering in colonial contexts: reflections from Palestine", Abingdon-on-Thames, *Settler Colonial Studies*,

vol. 4, n° 3, 2014, pp. 277290.
2 Sur le concept d'« économie morale », voir Didier Fassin, « Les économies morales revisitées », Paris, *Annales. Histoire, Sciences Sociales*, vol. 6, 2009, pp. 1237-1266 ; Jaime Palomera, Theodora Vetta, "Moral economy: rethinking a radical concept", Thousand Oaks, *Anthropological Theory*, vol. 16, n° 4, 2016, pp. 413-432.
3 Cet article utilise des pseudonymes et l'anonymisation pour protéger la vie privée des patients et des médecins interrogés, lorsqu'ils ne sont pas des personnalités publiques. L'anonymisation des hôpitaux et des structures de santé est également appliquée.
4 "Legal transfer and transplantation of human organs into the State of Palestine" (en arabe), Ramallah, *Wafa*, 5 avril 2017.
5 Entretien avec le Dr Abdallah Al-Khatib, Naplouse, 22 mars 2022.
6 En 2022, en Cisjordanie le nombre de patients en dialyse était de 1641 (*Health Annual Report 2022*, MS – Centre palestinien de santé et d'information, 2022, p. 133).
7 Nancy Scheper-Hughes, "Commodity Fetishism in Organs Trafficking", in *Commodifying bodies*, Londres, Sage Publications, 2002, pp. 30-55.
8 Note de terrain, 22 mai 2022.
9 *Economic Monitoring Report to the Ad Hoc Liaison Committee (English)*, Washington, World Bank Group, 2019, p. 9.
10 La *United Nations Relief and Works Agency for Palestine Refugees in the Near East* est le principal fournisseur de services aux réfugiés palestiniens.
11 Ephrem Kossaify, "UNRWA chief warns agency will run out of funds within months unless donors step up", Riyad, *Arab News*, 2 juin 2023.
12 *Divide and Conquer*, Boston, Physician for Human Rights, janvier 2015, p. 48.
13 L'utilisation d'hélicoptères n'est pas autorisée par Israël.
14 Entretien, Ramallah, 22 juin 2022.
15 Parmi les biens à double usage il y a par exemple les technologies de médécine nucléaire, non disponibles en Cisjordanie, ainsi que les appareils à rayons X, les scanners d'imagerie par résonance magnétique, les bouteilles d'oxygène ou certains équipements de communication, difficilement disponibles à Gaza : World Health Organisation, "Health conditions in the occupied Palestinian territory, including east Jerusalem, and in the occupied Syrian Golan- A76/15", 17 mai 2023. p. 7.
16 Pour les limitations concernant la possibilité pour les médecins palestiniens d'étudier et de travailler en Israël, voir : Physicians for Human Rights, *op. cit.*, p. 45-47.
17 *Health Annual Report 2022*, op.cit., p. 41.
18 *Ibid.*, p. 47.
19 Ces suspicions ont fait objet d'une enquête menée par l'association palestinienne *Aman* : Mohammad Ghafri, « Transferts médicaux. Vidage permanent du budget du MS » (en arabe), Ramallah, *AMAN*, 17 juin 2023.
20 *Health Annual Report 2022*, op.cit, p. 47.
21 Note de terrain, Ramallah, 1er octobre 2023.
22 Saja Khalailah, « L'AP refuse de financer une greffe de cheveux pour un fonctionnaire » (en arabe), Haïfa, *Arab48*, 6 juin 2019.
23 Emad Moussa, "Israel-PA security coordination: Protection for whom?", Londres, *The New Arab*, 14 octobre 2021.
24 *Health Annual Report 2022 op. cit.*, p. 187.
25 *Ibid.*, p. 42.
26 Ran Golstein, "Medical Treatment Not Available in the Territories? Israel Should Pay for It", Tel Aviv, *Haaretz*, 24 octobre 2021.
27 *Data on the provision of medical care to Palestinians in hospitals in Israel*, Jérusalem, Knesset Information and Research Center, 2 janvier 2017, p. 29.
28 "Palestinian patient referrals to Israeli hospitals dropped dramatically, says WHO", Ramallah, *Wafa*, 1er juin 2019 ; Entretien, Naplouse, 8 avril 2022.
29 Entretien, Haïfa, 1er avril 2023.
30 Entretien, Naplouse, 8 avril 2022.
31 Note de terrain, Jérusalem, 28 septembre 2023.

32 Entretien Ramallah, 28 mars 2023.
33 "Sheba Medical Center a model for promoting coexistence", Tel Aviv, *i24NEWS*, 17 mai 2022.
34 Achille Mbembe, « La colonie : son petit secret et sa part maudite », Paris, *Politique Africaine*, vol. 102, 2006, pp. 101-127.

Elisabeth Longuenesse

Institut Français du Proche-Orient, Comité scientifique de Confluences Méditerranée

Les médecins syriens, entre progrès social et service d'un État tortionnaire

Résumé

Comme dans la plupart des pays issus des luttes de décolonisation, l'État syrien avait fait de la santé un axe de sa politique de développement. La contrepartie était cependant une mise au pas de la société par un pouvoir de plus en plus répressif. En 2011, le soulèvement populaire contre le régime a provoqué une réponse d'une violence inouïe. L'utilisation des hôpitaux comme centres de torture s'est généralisée et de nombreux médecins se sont rendus complices d'actes innommables. L'article s'appuie sur une remarquable enquête sur le rôle des médecins dans les meurtres de masse dans la Syrie d'Assad pour interroger le paradoxe de l'effondrement matériel et moral de toute une société.

Abstract

As in most countries emerging from decolonisation struggles, the Syrian State had made health a focus of its development policy. The counterpart, however, was that society was submitted to an increasingly repressive power. In 2011, the popular uprising against the regime provoked a response of unprecedented violence. The use of hospitals as torture centres has become widespread, and many doctors have been complicit in unspeakable acts. The article draws on a remarkable investigation into the role of doctors in mass murders in Asad's Syria to question the paradox of the material and moral collapse of an entire society.

Nombreux sont les témoignages de Syriens ayant participé au soulèvement révolutionnaire des années 2011-2018[1] qui racontent leur crainte d'être maltraités, torturés, exécutés, si par malchance, blessés, ils étaient emmenés dans un hôpital. Tous disaient préférer de loin être soignés, même mal, chez eux, entre des mains amies. Les nombreuses enquêtes plus formelles, celles d'Amnesty International ou Human Rights Watch notamment[2], confirment la réalité de ces pratiques et le bien-fondé de leur crainte.

Comment des hommes et des femmes dont le métier est de soigner peuvent-ils se transformer en tortionnaires, la question n'est pas vraiment nouvelle. On sait ce qu'il en fut dans l'Allemagne nazie et dans d'autres régimes totalitaires, du Japon à l'URSS de Staline, à tel pays d'Amérique latine, mais aussi dans un grand nombre de situations coloniales[3].

À l'opposé, de nombreux médecins sont restés fidèles à leur éthique professionnelle en soignant les blessés, manifestants ou soldats, sans se préoccuper de l'origine de leurs blessures. Certains, accusés par le régime d'aider les terroristes, ont été arrêtés et torturés, parfois jusqu'à la mort. D'autres encore, sont restés jusqu'au bout dans des hôpitaux à moitié détruits, régulièrement bombardés, ou des hôpitaux de fortune, reconstitués dans des sous-sols avec les moyens du bord. Beaucoup ont fui le pays.

Dans une remarquable enquête réalisée en 2019-2020, Annsar Shahhoud tente de rendre compte de la façon dont les hôpitaux syriens ont progressivement été transformés en centres de torture à partir de 2011, ainsi que du profil et des justifications des médecins et soignants qui y ont œuvré. À côté des nombreux rapports des organisations de droits humains et de témoignages de victimes, son travail s'appuie sur plus d'une vingtaine d'entretiens, réalisés généralement à distance, avec des soignants ayant participé à des degrés divers à des séances de torture (dont 15 médecins et 7 infirmiers et infirmières). Les témoignages des victimes rencontrées en exil peuvent ainsi être recoupés avec ceux des tortionnaires, dont ils reconnaissaient l'image ou la voix. L'autrice ne se contente cependant pas de documenter remarquablement cette terrible histoire. Elle l'inscrit aussi dans un contexte social et historique, qui éclaire les conditions de possibilité d'un tel mécanisme déshumanisant, dans un pays comme la Syrie[4].

Santé et médecine dans la Syrie baassiste avant 2011

L'accès à la santé et à l'éducation pour tous était au cœur du projet du parti Baas, arrivé au pouvoir dès 1963. Après la création de la première école de médecine moderne, bientôt intégrée à l'université de Damas dans les années 1920, une seconde faculté de médecine avait ouvert à Alep en 1967, puis une troisième à Lattaquié en 1975[5].

En 1955, on ne comptait qu'un médecin pour 4000 habitants, dont 70 % étaient concentrés à Damas et Alep ; en 1981 on passait à un médecin pour 2200 habitants. En 2003, ils étaient au nombre de 24 500, soit 1,22 pour 1000 habitants[6]. Dans les années 1980, la progression est particulièrement rapide dans la région côtière (provinces de Lattaquié et Tartous). En 2003, le pays comptait 76 hôpitaux publics (avec une moyenne de 200 lits par établissement), dont une dizaine d'hôpitaux militaires, souvent les mieux équipés, auxquels s'ajoutaient environ 364 cliniques privées (comptant de 10 à 20 lits)[7]. Les progrès accomplis par la Syrie en quelques décennies étaient impressionnants et lui ont permis de figurer parmi les « pays intermédiaires » dans la nomenclature de l'Organisation Mondiale de la Santé (OMS)[8]. La gratuité des soins assurés dans le secteur public permettait aux plus modestes d'accéder à des soins de qualité. Toutefois, la détérioration de la qualité des soins a entrainé une montée en puissance d'un secteur privé lucratif à partir des années 1990 et une inégalité croissante de l'accès aux services de santé.

L'accès aux études médicales, puis à la profession de médecin, considéré par la société comme un exemple de réussite sociale, a en parallèle été rendu possible à de nouvelles catégories plus modestes de la population, en particulier dans les communautés minoritaires, dont bien sûr la communauté alaouite à laquelle appartient la famille Assad. L'armée offrait aussi la possibilité à des jeunes de familles pauvres d'accéder aux études médicales, moyennant un rigoureuse sélection politique et l'engagement de servir dans ses rangs.

Dans le même temps, le parti Baas au pouvoir imposait son idéologie à l'ensemble de la société, et l'appartenance au parti, la participation aux camps de formation politique, permettaient d'accéder à divers privilèges. Elle donnait des points supplémentaires aux étudiants concernés, facilitant l'entrée dans les facultés les plus prestigieuses, dont la médecine. Ce faisant, souligne A. Shahhoud, le parti Baas « *a déformé l'ethos de la médecine syrienne, en marginalisant l'éthique médicale au profit de la formation idéologique* »[9]. Les cours de « culture nationale » étaient en effet obligatoires pour obtenir le diplôme et mettaient l'accent sur les réussites du régime, devenues la justification utilisée par certains professionnels de santé pour défendre une collaboration toxique avec le régime[10]. Les médecins tendaient à interpréter l'éthique médicale en termes de justice sociale. Le code éducatif du Baas dictait en effet que « *les médecins doivent respecter la tradition et l'éthique de la profession en évitant toute exploitation commerciale et en respectant le secret professionnel* »[11]. En réduisant l'éthique médicale à la non-exploitation commerciale et au respect du secret médical, cette approche faisait passer au second plan la question des droits humains et a autorisé une conception discriminatoire des victimes, au nom de la défense de l'État contre ses ennemis.

Le durcissement du régime après la crise des années 1978-1982, la terrible répression qui a suivi la tentative de soulèvement des Frères Musulmans et la mobilisation des syndicats professionnels, en particulier celui des médecins, réclamant la fin de l'état d'urgence, se sont ainsi traduits par de très nombreuses arrestations de militants de gauche, mais surtout de centaines de membres des Frères Musulmans (ou soupçonnés tels)[12]. La pratique de la torture dans les prisons militaires est devenue massive. La participation passive ou active, de certains médecins à la pratique de la torture n'a ainsi pas commencé en 2011, mais elle se limitait aux lieux de détention. De fait, dès les années 1980, dans la prison de Palmyre, les médecins censés s'occuper des détenus malades étaient aussi chargés de donner aux tortionnaires les indications pour maintenir un détenu en vie.

Le système hospitalier après 2011 : mise en place d'un *« archipel de la torture »*[13]

Dès les premières manifestations au printemps 2011, le régime répond par une répression brutale. Chaque manifestation voit son lot de morts et de blessés, les arrestations sont massives. Les hôpitaux militaires sont utilisés systématiquement comme lieux de torture. Annsar Shahhoud parle d'un double mouvement de « *médicalisation du militaire* », et de « *militarisation du secteur de la santé* »[14] lorsque des médecins mettent leurs compétences au service du système répressif et que le régime utilise la médecine dans sa relation entre militaires et civils.

Le discours identifiant les opposants à des cafards ou à des microbes mettant en danger la société, ou encore les insultes désignant les prisonniers comme des animaux, sont le prélude à une déshumanisation autorisant les pires sévices. Lors de son premier discours devant le Parlement le 30 mars 2011, une dizaine de jours après les manifestations de Deraa, Bashar al-Assad, le « docteur président », « *premier docteur de Syrie* »[15], ophtalmologue formé à Damas puis à Londres, parle lui-même des manifestants comme représentant un risque biologique menaçant la société syrienne. Un discours pseudo scientifique qui sera la toile de fond de la justification d'une purification de la société de ses éléments nocifs.

Les services de renseignements (*moukhabarat*) tissent leur toile de plus en plus dense sur l'ensemble du pays – y compris dans les hôpitaux, où leurs agents sont souvent des membres du personnel soignant ou administratif. La promulgation d'une loi dite « anti-terroriste » (loi n° 19 de juin 2012) qui criminalise la fourniture de soins médicaux dans les zones sous contrôle de l'opposition[16] rend toute forme de résistance impossible. Beaucoup quittent le pays. Ceux qui restent se taisent, ou coopèrent. À partir de 2012, les militaires prennent le contrôle du secteur médical et organisent la sélection des malades.

Dès fin 2011, la 4e Brigade (*al-firqa al-râbi'a*), dirigée par Maher al-Assad, le frère du président, occupe l'hôpital de la police de Harasta et y dépose les corps des victimes des massacres dans la Ghouta orientale. À partir de 2012, les hôpitaux militaires deviennent de façon permanente des sites de violence et de torture. Ils fonctionnent comme intermédiaires entre les services secrets et la justice militaire[17].

Les évènements de Homs illustreront cette dérive de façon particulièrement brutale. En 2012, des images circulent, montrant des patients attachés à leur lit, visage bandé, avec des traces évidentes de torture, à l'hôpital militaire Abd al-Kader Shaqfeh, dans le quartier d'al-Waer. Des témoignages évoquent des opérations arbitraires, non-nécessaires, sans anesthésie. À Damas, l'hôpital militaire Tishrine, « *autrefois symbole de la réussite médicale du régime* »[18], est devenu un centre d'extermination. Les médecins y font des expérimentations sur les prisonniers. En permanence battus et humiliés par les médecins et les infirmiers, ils sont utilisés pour étudier les maladies contagieuses, la résistance à la faim. À Damas encore, l'hôpital Youssef al-Azmeh, dit Hôpital 601, tristement connu comme « camp de la mort », est celui où César photographiait les manifestants morts sous la torture[19]. Les « patients » y ont été sélectionnés dans les prisons militaires ou civiles et triés en fonction du degré de cruauté prévu à leur égard. Dès lors, le personnel médical est impliqué dans la politique d'extermination du régime. Les témoins citent encore les hôpitaux militaires d'Alep, de Lattaquié, de Tartous, de Deraa.

Il y a les tortures visibles et les tortures « propres », y compris psychologiques (privation de sommeil, soumission au bruit, menaces, etc.). Selon les centres, les méthodes pouvaient différer : les services de renseignement de l'armée de l'air usaient de méthodes plus brutales que les services de renseignements politiques, qui recourraient plus volontiers à l'isolement ou à la privation de sommeil. Une victime, un médecin arrêté par les services de l'armée de l'air, raconte comment, chaque jour, un médecin demandait au gardien d'uriner dans sa nourriture puis de l'obliger à la manger. Alors qu'un infirmier travaillant dans le même service affirmait que personne n'était maltraité à l'hôpital, sauf par les terroristes !

Il est remarquable enfin que le syndicat des médecins soit resté silencieux non seulement face au détournement des structures médicales, mais aussi à la destruction d'hôpitaux et à la torture subie par certains de ses membres. Bien plus, le président du syndicat, le 25 novembre 2011 invitait au contraire ses adhérents à soutenir les efforts du régime dans sa lutte contre le terrorisme[20].

Une forme de bureaucratie macabre se met en place, qui commence par une classification des prisonniers, selon les circonstances de l'arrestation ou de l'arrivée à l'hôpital, selon le lieu où ils sont traités, centre de détention, hôpital militaire. Leur identification par des numéros, par des fiches incomplètes, sans information sur leur pathologie ni, a fortiori, sur leur histoire médicale, introduit une distance qui facilite les mauvais traitements. Les combattants blessés sont ensuite transférés par des agents des services de sécurité des centres de détention vers un hôpital où ils sont à nouveau interrogés, insultés, traités d'animaux, frappés, sous la surveillance de médecins qui ont pour consigne de les garder en vie.

Les rares exceptions ne le sont pas vraiment. L'hôpital militaire al Sanamayn de Deraa offre à première vue un contre-exemple, du fait de sa localisation dans une région éloignée de Damas et plutôt hostile au régime, de la dominante sunnite de ses médecins et des liens sociaux et familiaux avec les populations et les tribus locales. Un témoin rapporte que les médecins y traitaient correctement les patients et laissaient même s'échapper ceux qui étaient menacés. Mais les forces de sécurité venaient en arrêter d'autres. Un chirurgien zélé pratiquait des opérations inutiles, assistait les tortionnaires, ce qui lui permettra d'être promu directeur général de l'hôpital cardiologique de Damas[21].

L'utilisation croissante des hôpitaux civils permet de parler de transformation du système de santé en « archipel de la torture ». L'armée comme les groupes paramilitaires, les soi-disant « Forces de Défense Nationale », font intrusion dans les hôpitaux, et les transforment à leur tour en lieux de détention et de torture, avec la coopération de certains médecins, tandis que ceux qui refusent subissent le même sort que les autres victimes. Les exemples sont nombreux, dont témoignent ceux qui ont pu en réchapper.

L'utilisation des compétences médicales au sein des structures de santé pour assister ou pratiquer des meurtres, l'élimination d'opposants par des professionnels de la médecine profitant de leur position dans les hôpitaux sont qualifiés de « *clinicide* » par l'autrice. Cela passe soit par une forme de négligence plus ou moins délibérée conduisant à la mort (ne pas donner de médicaments, ne pas prescrire les bons, « oublier » un traitement, une dialyse, etc.), soit par des mesures ou des opérations calculées pour tuer (opérations chirurgicales, prescription d'un poison, etc.). Un interne raconte avoir été témoin d'une opération réalisée par deux collègues qui a tué un prisonnier en bonne santé. Un autre se vantait d'opérer sans anesthésie, ce qui, disait-il pouvait leur « apprendre quelque chose ». La liste des exemples est interminable.

À l'Hôpital National de Homs, un témoin raconte que des médecins ont été battus à mort pour avoir essayé d'arrêter des collègues qui torturaient des patients. À Alep, les forces de sécurité ont investi les hôpitaux publics pour torturer les patients et voler les cadavres. Un exemple emblématique est celui de l'hôpital al-Mujtahid, un des plus anciens hôpitaux de Damas, devenu depuis 2011 un des plus « fameux » centres de détention et, en 2013, un « centre de tri » accueillant militaires blessés, miliciens étrangers « amis » (en particulier iraniens et irakiens) et prisonniers de guerre en provenance de la Ghouta orientale, classés « inconnus ». Cette méthode de tri s'est généralisée dans tous les hôpitaux civils. Soigner les civils était superflu, et au mieux, se transformait en meurtre indirect[22]. D'autres hôpitaux publics civils sont cités par les témoins à Damas, Homs, Lattaquié, Deraa, Salamiyé, Deir Ezzor.

Il reste à mentionner l'importance de la médecine légale dans ce processus de soumission de la médecine à un pouvoir politique tortionnaire. Le rôle des médecins légistes est en effet de détruire les preuves. C'est la dernière étape du processus bureaucratique[23]. Chaque décès est enregistré sous le numéro de la victime, accompagné de celui de la branche des services de renseignements militaire concernée, et de celui de son dossier médical. Ceux qui meurent à l'hôpital sont d'abord enregistrés avec la simple mention « traumatisme ». Dans le rapport du médecin, souvent établi pour plusieurs victimes en même temps, il est généralement précisé que la mort était naturelle, la formule la plus fréquente étant « arrêt respiratoire et cardiaque ». Pour l'écriture du rapport, le médecin légiste est accompagné d'un membre de la police militaire. En 2014, est créé un corps spécial de médecins légistes, théoriquement indépendant. Sauf quelques cas particuliers, les rapports ne changent guère, simplement l'arrêt respiratoire est remplacé par « attaque cardiaque » ou « arrêt cardiaque ».

Des médecins au service d'un régime tortionnaire

Les médecins impliqués dans ces pratiques sont de deux sortes : les premiers, peu nombreux, occupent des positions de responsabilité, assument sans remords des actes de torture, les planifient, les organisent, les rationalisent ; les seconds, complices subordonnés, plus ou moins actifs ou conscients de ce qu'ils font, obéissent aux ordres en prétendant ne pas savoir ou justifient leurs actes par la nécessité de lutter contre le terrorisme, de protéger leur communauté.

Les premiers sont des proches du pouvoir et liés au système de sécurité[24]. Parmi ceux qui sont évoqués par les interlocuteurs de l'autrice, on peut citer à titre d'illustration le Médecin Major Général Ammar Suleiman, « *cerveau de la violence médicale* », originaire de Qardaha (le village natal de la famille Assad). Né en 1964 dans une famille très modeste, diplômé de médecine en même temps que Bashar al-Assad dont il est un ami proche, il rejoint l'armée en 1984 (peu après les évènements de Hama) et se spécialise en neurochirurgie à l'hôpital militaire Tishreen. Personnage clé du comité directeur du service médical de l'armée, dont il devient officiellement directeur en 2017, il est en charge du recrutement des médecins et de leur répartition dans les différents hôpitaux. Il est décrit par ses subordonnés comme un alaouite fanatique et un tortionnaire sadique. « *Illustration syrienne du médecin SS de la solution finale* », à la fois médecin militaire et agent des services de sécurité, il aurait joué un rôle clé dans l'organisation de la violence médicale en Syrie, comme « *un pionnier dans la décision d'utiliser les hôpitaux comme centre d'extermination* »[25]. Ou encore le Médecin Colonel Dr Mohammed, médecin chef à l'hôpital 601 à Damas, identifié par certains informateurs comme étant le Major General Dr Mohammed Barakat, originaire lui aussi de Qardaha. Il sélectionnait durant sa visite hebdomadaire les prisonniers qui devaient mourir et choisissait la méthode d'assassinat en fonction de ce qu'il connaissait de leurs dossiers. Il était par ailleurs un cheikh alaouite, un des rares ayant participé à la brutale répression du régime à l'égard de l'opposition[26].

Ces hommes, qui font partie du petit cercle à la tête du système tortionnaire, sont des très proches du pouvoir, tous alaouites. Ils ont réussi à mettre en place un système répressif s'appuyant sur les hôpitaux non seulement militaires, mais civils, en impliquant des médecins et des personnels de santé de toutes origines.

La seconde catégorie, la plus importante, est composée de médecins ou de soignants sans responsabilité formelle, complices plus ou moins réticents ou convaincus, contraints ou forcés, sous la menace de représailles de la part de leurs supérieurs s'ils n'obéissent pas aux ordres. Ils sont issus d'une diversité de milieux sociaux, politiques et, selon l'autrice, de toutes les confessions[27].

La vingtaine de soignants interrogés par Annsar Shahhoud se répartissent entre un tiers d'infirmiers et deux tiers de médecins, dont une majorité de chirurgiens et cinq internes encore en formation. Le plus souvent, ils se justifient par les ordres reçus, nient la gravité des actes, n'auraient fait qu'obéir aux ordres. Ils invoquent aussi l'urgence de se défendre contre les terroristes. Seize d'entre eux ont admis avoir assisté des tortionnaires en maintenant un détenu en vie. Bien que reconnus par des témoins, trois ont nié toute implication, trois autres sont restés silencieux[28]. Si l'autrice ne prétend pas que son échantillon soit représentatif, il lui semble toutefois illustrer l'importance de la collaboration des personnels médicaux au système de torture. Tous considéraient normal d'aider les services de sécurité et reconnaissaient avoir aidé à maintenir les prisonniers en vie lors des interrogatoires. S'ils prétendaient ne pas être concernés par les mauvais traitements et la torture en tant que telle, leurs réponses restaient floues sur les limites de ce qu'ils considéraient comme relevant de la torture ou des mauvais traitements. Beaucoup justifiaient leur collaboration, adhéraient au discours de l'État et du pouvoir.

Quelques-uns ont même endossé pendant quelques années l'uniforme du combattant pour défendre le régime ou leur communauté : « *Je ne pouvais pas juste rester un médecin. J'ai soutenu la campagne de l'armée syrienne, d'abord comme médecin, puis comme combattant* », « *Nous avons combattu d'abord pour nos convictions, puis pour défendre l'État syrien, pour défendre les institutions…* »[29]. Pour l'auteur de ces propos, un jeune médecin originaire d'un quartier périphérique de Homs, les manifestations masquaient un projet « wahhabite ». Bien sûr, admet-il, il y a eu des massacres, des crimes, du côté du régime, mais ils étaient le fait de milices indisciplinées, pas du pouvoir. Après son engagement dans l'armée, il retourne à la pratique médicale… à l'hôpital 601, où il reste 4 ans. Il nie avoir maltraité les patients et pour lui, les allégations de mauvais traitements et de tortures ne sont que propagande de l'Occident. Un infirmier travaillant à l'Hôpital militaire de Homs, engagé comme volontaire dans un « comité populaire », a participé au massacre de Karm Al Zeitoun[30]. Pris dans la spirale de la violence confessionnelle qui a très tôt submergé certains quartiers de Homs, il fait porter la responsabilité de la violence sur les autres : « *Ils nous ont attaqués, nous devions nous défendre…* ». Un médecin explique « *On nous envoyait à la "branche 215". On nous prenait notre téléphone et on nous avertissait qu'il ne fallait pas parler au patient. J'ai vu des amputations et des opérations au ventre. Les gardiens me demandaient "à ton avis, c'est quoi la cause de ses blessures ?". À ce moment, ma respiration s'arrêtait, je répondais "sans doute s'est-il blessé tout seul ?". Ils riaient et me demandaient d'indiquer un traitement et de signer. Avant de quitter la salle on m'avertissait à nouveau : "ne parle jamais de ce que tu as vu aujourd'hui"* ».

Un médecin légiste se justifie : « *Nous avons trafiqué les preuves. Notre travail devait servir notre cause et nos droits… nous étions visés, … c'était une menace sur notre histoire et nos racines* ».

Les étudiants en médecine et les jeunes internes en formation étaient dans une position particulièrement précaire[31]. Certains ont pris part aux manifestations et ont ensuite rejoint l'opposition ou les hôpitaux clandestins, mais d'autres se sont retrouvés piégés par leur dépendance à l'égard de la hiérarchie médicale.

Quelques-uns ont des remords. Un interne de l'hôpital al-Mujtahid, aujourd'hui réfugié quelque part en Europe avoue : « *Nous opérions parfois les détenus alors qu'ils étaient attachés sur leur lit. Je ne m'adressais pas à eux, mais seulement aux gardes… Je suis devenu un robot, j'avais perdu mon identité de médecin, j'ai fui le pays pour retrouver mon humanité* »[32]. Un autre, revenu à une pratique de médecine de ville, après s'être engagé dans une milice au service du régime puis avoir travaillé à l'hôpital 601, explique : « *Nous détestons les politiciens qui ont fait s'entretuer les voisins et détruit le pays. Je me demande souvent "pourquoi nous sommes-nous combattus les uns les autres ? Qu'avons-nous gagné ?"* ». Pourtant, il continue à justifier son engagement « *J'ai fait mon devoir pour ma famille, pour ma communauté, pour l'État* »[33].

Conclusion : d'un projet de progrès social à la destruction d'une société

« *La persistance de situations dans lesquelles des médecins sont amenés à collaborer avec des tortionnaires conduit à s'interroger sur l'existence, dans la pratique de la médecine, de facteurs pouvant créer un terrain propice à la torture. Trois de ces facteurs peuvent être identifiés : une certaine accoutumance à la souffrance d'autrui, l'objectivation du corps humain et l'illusion de la toute-puissance… La médecine moderne, en tant qu'elle est une science, envisage d'abord l'homme comme un objet… Ce modèle est, avant tout, celui de la médecine hospitalière… mais il est aussi celui de la formation des médecins.… [Produisant] un modèle dissocié d'une éthique de la sollicitude attentive à la souffrance et respectueuse du droit à la vie de chacun, [qui] peut favoriser un non-respect de la personne humaine dans sa totalité ou sa différence* »[34].

Cette réflexion d'un responsable de l'Association des Chrétiens pour l'Abolition de la Torture suggère d'interroger la façon dont un certain discours de la science peut soutenir et justifier un régime tortionnaire. Le paradoxe du projet développementaliste n'était-il pas, au nom du progrès, de survaloriser la science et la technique, comme susceptible d'apporter la solution à tous les maux humains[35], en oubliant l'importance du lien social, de la culture, du respect de l'autre, de la dignité.

La logique d'un système totalitaire fondé sur la violence entraine l'utilisation de tous les moyens possibles pour soumettre les âmes et les corps. Celui-ci impose une vérité prétendument scientifique qu'il est interdit de contester, mais qui peut encore faire illusion à ceux qui y adhèrent, alors qu'elle sert d'abord les intérêts d'un groupe minoritaire ayant confisqué le pouvoir, pour qui la violence devient une fin en soi. Dans le cas syrien, l'instrumentalisation de la question confessionnelle vient toutefois se surajouter à cette logique.

À l'opposé du projet affiché par ses dirigeants dans les années 1960 et 1970, les progrès réels dans l'encadrement médical et sanitaire du pays ont été largement anéantis par la guerre du régime contre son peuple et par l'instrumentalisation de ses divisions internes. Alors qu'on estime qu'après avoir perdu près de 20 % de sa population entre 2011 et 2016[36], le pays aurait retrouvé en 2022 presque son niveau de 2011, une étude estime en 2021 à 70 % la proportion des médecins ayant quitté la Syrie depuis 2011 et à plus de 50 % les infrastructures détruites ou endommagées[37]. Au nom de cette guerre de purification, c'est un pays et une société qui sont détruits, « *brûlés* »[38].

Notes

1 Difficile de mettre des dates sur un soulèvement populaire qui s'est progressivement transformé en guerre civile, avec une domination croissante des fractions islamistes radicales, sans pour autant perdre totalement son caractère d'origine. La date de 2018 correspond à la reprise de Douma par le régime (en avril), après celle d'Alep (fin 2016).

2 Annsar Shahhoud (voir note suivante) en cite un grand nombre, dont : "Health crisis: Syrian government targets the wounded and health workers", *Amnesty International*, 25 octobre 2011 ; "Torture Archipelago: Arbitrary Arrests, Torture, and Enforced Disappearances in Syria's Underground Prisons since March 2011", *Human Rights Watch*, 3 juillet 2012 ; "Syria: Medicine as a Weapon of Persecution: Testimonies", *Doctors without Borders*, 8 février 2012 ; "If the Dead Could Speak: Mass Death and Torture in Syria's Detention", *Human Rights Watch*, 16 décembre 2015 ; "Documentation of 72 Torture Methods the Syrian Regime Continues to Practice in its Detention Centers and Military Hospitals", *Syrian Network For Human Rights*, 21 octobre 2019 ; etc.

3 Voir John J. Michalczyk, *Medicine, Ethics, And the Third Reich: Historical and Contemporary Issues*, Kansas, Sheed & Ward, 1994.

4 Annsar Shahhoud, *Medical Genocide: Mass Violence and the Health Sector in the Syrian Conflict (2011-2019)*, Amsterdam, Universiteit van Amsterdam, septembre 2020.

5 Voir Elisabeth Longuenesse, « Les médecins syriens, des médiateurs, dans une société en crise ? », in *Santé, médecine et société dans le monde arabe*, Paris, L'Harmattan, 1995, p. 219-243.

6 En France, on comptait 3,3 médecins pour 1000 habitants en 2010.

7 Annuaires statistiques de la RAS.

8 Sakina Boukhaima, « Les recompositions du système de santé syrien », in La Syrie de l'après-guerre froide : permanences et changements, Paris, *Maghreb-Machrek Monde Arabe*, oct-déc. 1997, p. 38-46.

9 Annsar Shahhoud, *op. cit.*, p. 5.
10 *Ibid.*, p. 13.
11 Parti Baas Arabe socialiste, *Programme éducatif*, volume 2, cité dans Annsar Shahhoud, *op. cit.*, p. 13, note 56.
12 Voir Olivier Carré et Gérard Michaud, *Les frères musulmans (1928-82)*, Paris, Archives Gallimard Julliard, 1983.
13 L'expression est utilisée dans un rapport de l'organisation Human Rights Watch du 3 juillet 2012.
14 Annsar Shahhoud, *op. cit.*, p. 15.
15 Citation du syndicat des médecins syriens, dans Annsar Shahhoud, *op. cit.*, p. 20.
16 *Ibid.*, p. 19.
17 *Ibid.*, p. 30.
18 *Ibid.*, p. 31.
19 Voir Candice Le Caisne, *Opération Cesar*, Paris, Stock, 2015.
20 Annsar Shahhoud, *op. cit.*, p. 19.
21 *Ibid.*, p. 32.
22 *Ibid.*, p. 41-42.
23 *Ibid.*, p. 38.
24 *Ibid.*, p. 18, Annsar Shahhoud cite Ammar Suleiman (Chief Military Medical Directorate), Ali Al-Hasan (dircteur de l'hôpital Tishreen), Ali Assi (directeur de l'Hôpital 601), Nawal Ibrahim (directrice de la Banque du Sang), Ibrahim Daher (Hôpital militaire de Homs), Samer Kheder (Hôpital Al-Mujtahed), et Adeeb Mahmoud (directeur du Syrian Scientific Networks et époux de Dr. Hala Bilal, chef du programme des blessés à la Direction Médicale de l'Armée).
25 *Ibid.*, p. 38-41.
26 *Ibid.*, p. 36.
27 *Ibid.*, p. 63.
28 *Ibid.*, p. 56.
29 *Ibid.*, p. 44.
30 Human Rights Watch, 9 avril 2012, cité par Annsar Shahhoud, *op.cit.*, note 260, p. 48. Il s'agit du massacre d'une cinquantaine de femmes et d'enfants perpétré par les milices pro-régime en mars 2012.
31 Annsar Shahhoud, *op. cit.*, p. 20.
32 *Ibid.*, p. 58.
33 *Ibid.*, p. 4-5.
34 Père Vladimir Gaudrat (abbé de l'abbaye Notre-Dame de Lérins, médecin, membre de la commission torture de l'ACAT-France), *Torture et médecine*, ACAT France, 2010.
35 Voir Elisabeth Longuenesse, *Professions et sociétés au Proche-Orient*, Rennes, PUR, 2007.
36 Selon les estimations de la Banque Mondiale, la Syrie aurait perdu 3,5 millions d'habitants entre 2011 et 2016, passant de 22,73 à 18,96 millions. Le ralentissement des départs et le retour de la natalité aurait permis, selon les chiffres officiels, de retrouver en 2022 presque le niveau de 2011 (22 125 000). Disponible : https://data.worldbank.org/indicator/SP.POP.TOTL?locations=SY. L'ONU estimait en 2021 à 6,6 millions le nombre d'exilés et de réfugiés, et à un effectif à peu près équivalent de déplacés internes. Disponible : https://news.un.org/fr/story/2021/03/1091792. Compte-tenu du morcellement du territoire entre différentes autorités, il est toutefois nécessaire de prendre ces estimations avec beaucoup de précaution.
37 Devi Sharmila, "Health in Syria: a decade of conflict", Amsterdam, *The Lancet*, vol. 397, 13 mars 2021.
38 Catherine Coquio et al., *Syrie, le pays brûlé, Le livre noir des Assad*, Paris, Seuil, 2022.

Chérif-Alami Anis

Doctorant en science politique à l'Université Paris 1 Panthéon-Sorbonne (CESSP), associé à l'Institut Français du Proche-Orient

La santé à l'épreuve de l'exil et du retour : offres et accès aux soins des Syriens au Liban

Résumé

Cet article analyse la complexité et les défis de l'accès aux soins de santé pour les Syriens au Liban, soulignant leur vulnérabilité accrue face à la maladie dans un contexte de précarité socio-économique et juridique. L'étude s'appuie sur une ethnographie comparée entre le camp de Chatila et le quartier de Nabaa dans le Grand Beyrouth. Celle-ci met en relief des problèmes transversaux aux populations syriennes y résidant : faiblesse des droits et des protections, coûts élevés des soins et tensions avec les soignants. Ces difficultés extrêmes sont enfin amplifiées par des différences de perceptions et d'attentes en matière de soins. Elles poussent certains Syriens, malgré les périls, à préférer prendre le risque de retourner en Syrie se faire soigner à moindre coût.

Abstract

This article analyses the complexity and challenges of access to healthcare for Syrians in Lebanon, highlighting their increased vulnerability to disease in a context of socio-economic and legal insecurity. The study is based on a comparative ethnography of the Chatila camp and the Nabaa neighbourhood in Greater Beirut. It highlights problems that cut across the Syrian populations living there: weak rights and protection, high healthcare costs and tensions with carers. These extreme difficulties are compounded by differences in perceptions and expectations of care. Despite the dangers, some Syrians prefer to take the risk of returning to Syria to seek cheaper treatment.

Dans un monde arabe marqué depuis les années 1990 par un désengagement des États des secteurs de la santé, les déplacements de populations qui ont suivi l'éclatement de plusieurs conflits civils à partir de 2011 les ont mis à rude épreuve. L'arrivée au Liban depuis 2012 d'environ 1,5 million de réfugiés syriens constitue un cas emblématique de ce phénomène en posant de façon aigüe la question de leur accès au droit élémentaire à la santé. Dès lors, comment peuvent-ils se soigner dans un pays où les soins de santé sont très coûteux et où leurs droits de réfugiés sont de plus en plus menacés à partir de 2014 ?

Depuis 2012, les travaux de sciences sociales sur le Liban et ceux issus de la littérature grise n'ont pas manqué de documenter et de dénoncer sans relâche les politiques libanaises de restriction des libertés et des droits des Syriens dans ce pays hôte.

Depuis 2015, une série de nouvelles lois et dispositions juridiques ayant pour effet de précariser les conditions de résidence et d'installation des Syriens au Liban ont été mises en œuvre par les autorités du pays. Elles ont toutefois été peu décrites dans leur dimension concrète à partir d'enquêtes empiriques et les « *hiérarchies d'éligibilité aux services de soins* » ont été peu étudiées « *de manière située* »[1]. En outre, la littérature ne s'est quasiment pas penchée sur les divergences d'habitudes sanitaire et de référentiels entre les Syriens et les populations hôtes au Liban.

Or ces enjeux sont cruciaux. En effet, y répondre permettrait de mettre en lumière des contraintes d'accès aux soins moins visibles et moins documentées des Syriens au Liban. Prendre au sérieux ces enjeux revient à montrer *in situ* comment se manifeste cette série de lois qui multiplie leurs différents statuts et les fait glisser de plus en plus dans une situation irrégulière au Liban.

Quelles sont les différences d'habitudes et de trajectoires de soins des Libanais, Palestiniens et de la population syrienne en exil au Liban ? Quelles sont les conséquences de ces habitudes différentes – en termes de pratiques de soins, de traitement, de prise en charge, de coût – sur l'adaptation, l'inadaptation et la frustration des Syriens face au système de santé libanais, largement privatisé et onéreux. En quoi leurs difficultés articulent-elles des contraintes objectives (le coût des soins, les habitudes sanitaires) et subjectives (sentiment d'injustice, représentation différente de ce que c'est qu'être « bien soigné ») ? Ce sont principalement ces pistes que cet article voudrait explorer. Ceci en m'appuyant sur une enquête[2] par entretiens semi-directifs et observations non-participante menée de janvier à mars 2019 auprès de Syriennes et Syriens vivant dans deux zones du grand Beyrouth. Le camp de Chatila, au sud de la capitale, et le quartier de Nabaa, situé au nord-est de la ville dans le district de Bourj Hammoud. Au cours de cette enquête il a été question de documenter *in situ* la façon dont les Syriens négocient leur accès aux soins auprès de différents dispositifs au Liban. Parmi les cinquante-trois personnes interrogées, dont une majorité de femmes, mon corpus empirique comprend de nombreuses femmes sans emploi, veuves, célibataires ou mariées ; il compte aussi des hommes de tout âge multipliant les « petits boulots » de façon souvent intermittente en fonction des opportunités. La plupart de ces femmes et hommes sont arrivés au Liban après 2014, ils ne sont donc pas enregistrés comme réfugiés auprès du Haut-commissariat pour les réfugiés des Nations Unies (HCR) ; en 2015, l'UNHCR a en effet suspendu l'enregistrement des déplacés Syriens à la demande du gouvernement libanais.

Je propose ici d'analyser les rapports entre soignants libanais et soignés syriens dans leur déroulement concret, dans des interactions entre soignés et soignants, où l'enjeu est parfois simplement de se comprendre dans l'interaction. Les ménages syriens que j'ai rencontrés se tournent souvent vers des personnes et des organismes situés à proximité de leur lieu résidence. L'ancrage localisé de l'enquête à l'échelle de ces deux espaces et leurs contours géographiques est apparu particulièrement pertinent pour identifier ces acteurs. Il s'agit principalement de pharmacies de proximité et de centres de santé primaire, tels que le centre Karagheuzian à Bourj Hammoud ou la clinique Hariri dans le quartier de Sabra voisin du camp de Chatila.

Les enjeux généraux de l'accès aux soins des Syriens dans le système de santé libanais

Le statut de réfugié dont dépend la moitié des ménages syriens résidant au Liban offre accès à une aide en espèces (en livres libanaises), une aide au logement et des articles de secours distribuées par l'UNHCR ; ceci dans un pays qui, comme d'autres États voisins, n'a pas ratifié la convention de Genève sur les réfugiés[3]. La prise en charge sanitaire de base des Syriens au Liban – réfugiés ou non – est aussi assurée par des ONG et des centres de santé primaire, dans le cadre de conventions avec les ministères de la Santé et celui des Affaires sociales, dans un contexte où les hôpitaux, majoritairement privés, voient leurs coûts fortement augmenter depuis les années 1990[4].

Notons que la prise en charge dans les centres de santé primaires ne concerne pas que les Syriens paupérisés au Liban, mais aussi des franges de Libanais pauvres qui sollicitent l'aide de ces centres et des ONG. En tant que citoyens et citoyennes libanais, ils bénéficient des programmes d'aide de base des ministères de la Santé publique et des Affaires sociales libanais – bien que depuis 2012 les politiques d'aide humanitaire ciblent prioritairement une population syrienne exilée identifiée comme plus vulnérable. Ces dispositifs sont des points de rencontre entre les exilés syriens et la population hôte.

L'accès au système de santé libanais quand on est Syrien revient à faire l'expérience d'une série d'interactions de face à face qu'il convient de resituer dans le contexte historique et juridique qui les sous-tendent et leur donnent leur signification. Le centre de recherche-action Legal Agenda a largement documenté l'évolution de la situation juridique des Syriens au Liban depuis le début de la guerre en Syrie et montré de quelle façon certaines politiques et certaines lois répressives ont fortement fragilisé les conditions de leur résidence et de leur installation au Liban, les maintenant dans une situation provisoire qui s'éternise[5]. La ratification en 2014 de la loi définissant la « *politique sur le déplacement des Syriens* » (« *Policy on Syrian displacement* ») introduit une distinction entre un nouveau type de parrainage (*kafala*), « *l'engagement de responsabilité* », et le parrainage traditionnel qui continue de s'appliquer aux autres catégories d'étrangers. Au Liban, le système de la *kafala* diffère de celui des pays du Golfe en ceci que les employés syriens achètent – entre 1000 et 3000 dollars – leur permis de travail et de séjour pour venir au Liban afin d'y être en règle et ne pas risquer de se faire arrêter et emprisonner. À partir de 2015, les Syriens enregistrés auprès de l'UNHCR se trouvent exonérés des frais de renouvellement de leurs permis de séjour et de travail, alors que les Syriens non-réfugiés – environ 500 000 d'après l'UNHCR – dépendent dorénavant d'un « engagement de responsabilité » de l'employeur libanais qui peut, de fait, vendre un permis de séjour à une famille ou un individu en échange de 1000 dollars voire davantage. Ceux qui dépendent de ce régime spécifique de la *kafala* ne sont pas exonérés des frais de renouvellement du permis de séjour, lequel coûte 200 dollars par an. Faute de chiffres, jusqu'à aujourd'hui il est impossible de savoir combien de personnes non-réfugiées disposent ou non d'un permis de séjour et de travail valide au Liban. Parmi mon échantillon d'enquêtés, environ la moitié affirment qu'ils ne sont ni enregistrés auprès de l'UNHCR ni employés d'un *kafil* (parrain). Les personnes non-réfugiées ou celles ne disposant pas d'un *kafil* ont beaucoup de difficultés à accéder aux soins ou à scolariser leurs enfants, en raison de leurs faibles droits sociaux et d'une mobilité particulièrement contrainte par les risques d'arrestation. *Last but not least*, d'après un rapport de *Human Rights Watch* publié en 2017, la Sûreté Générale n'aurait pas appliqué de façon stricte la suppression des frais de renouvellement du permis de séjour pour les réfugiés enregistrés avant 2015 auprès du HCR. En effet, leur enquête a identifié de nombreux cas où la Sûreté Générale aurait exigé de personnes réfugiées de chercher un *kafil* et de signer un engagement à ne pas travailler[6]. Cette fragmentation et ce flou juridique entretenus par les autorités libanaises, qui se répercutent parfois à l'intérieur d'un même ménage où des personnes de différents statuts juridiques cohabitent, alimentent une précarisation juridique extrême des Syriens à partir de 2015 au Liban. En effet, cette fragilité économique, sociale et politique découle directement de la faiblesse, de l'hétérogénéité et du caractère de plus en plus inextricable de leurs statuts juridiques depuis 2015.

L'offre de soins à destination des Syriens au Liban est distribuée selon un périmétrage local. Cette protection passe notamment par la prise en charge dans des centres de santé primaire. Ces derniers, rattachés au ministère de la Santé et au ministère des Affaires sociales, sont aussi conventionnés avec le HCR et des ONG, comme le centre Karagheuzian et la clinique Hariri. D'après un rapport du HCR, la plupart des visites dans les centres de santé primaire en 2017 étaient effectuées par des Syriens[7]. Les Libanais se tournaient davantage vers le secteur privé non-conventionné. Les personnes âgées de 5 à 60 ans enregistrées au HCR pouvaient être prises en charge dans un des centres pour une consultation abordable, entre 3000 et 5000 livres libanaises (2 et 3 $US au taux de l'année 2017). En 2017, le HCR avait déjà signé des conventions avec 53 hôpitaux, appartenant aussi bien au secteur privé qu'au secteur public. Alors que l'agence des Nations Unies prenait en charge 75 % de la couverture des soins (en cas de danger pour la vie du patient ou d'accouchement) en 2017, les 25 % restants étaient à la charge des usagers.

L'accès à l'hôpital ne se fait pas directement[8]. Les patients syriens se rendent d'abord dans les centres de santé primaire qui les redirigent vers les hôpitaux lorsqu'ils ne peuvent pas les prendre en charge eux-mêmes (pour diverses raisons, mais surtout en raison des coûts de certains soins). L'hyper-privatisation du système de santé libanais (en 2006 déjà, seulement 12 % des hôpitaux et 10 % des lits relevaient du secteur public de la santé au Liban[9]) est d'autant plus complexe qu'elle semble fragmentée par les différentes institutions qui se disputent sa gestion : partis politiques, ONG et groupes religieux à vocation caritative. La diversité des gestionnaires de ce système empêche plus concrètement la proposition d'une offre de soins relativement homogène et unifiée aux Libanais comme aux Syriens. Elle concourt à la formation d'un *« patchwork »* d'aides sociales labyrinthique[10] dans lequel les patients ont souvent du mal à se familiariser avec leurs droits réels.

Les politiques d'assistance des centres de santé primaire ciblent d'abord, parmi les réfugiés Syriens, celles et ceux qu'elles identifient comme « vulnérables » parce qu'ils remplissent des critères prédéfinis. La « vulnérabilité » est une catégorie d'action humanitaire en même temps qu'une catégorie juridique qui donne accès à des droits spécifiques dans ce contexte. Elle érige en « vulnérables » les femmes, les enfants, et plus particulièrement encore les femmes enceintes, les handicapés, les enfants de moins de cinq ans et les adultes de plus de soixante ans[11]. Les individus feraient donc l'objet d'une attention plus ou moins soutenue de la part des dispositifs d'aide selon leur identification à ces différentes catégories d'ayants-droits, indépendamment de critères de ciblage socio-économiques plus précis. Le taux de couverture médical des réfugiés Syriens au Liban au milieu des années 2010 varie en fonction de la définition des frontières de la « *vulnérabilité* »[12]. Cette construction de la « vulnérabilité » semble souvent vécue comme arbitraire et injuste par les Syriens au Liban. Un rapport d'Amnesty International le soulignait en 2014 : « *Furthermore, many refugees Amnesty International spoke to found the eligibility criteria confusing and, coupled with a lack of easily accessible guidance, a cause for further anxiety. Formal complaints mechanisms for refugees are also unavailable* »[13]. Bien que certaines affections autorisent formellement une prise en charge à hauteur de 90 % (celle des soins psychiatriques, des soins intensifs pour les enfants, etc.), voire un financement des soins à hauteur de 100 % (pour les cas de torture et de violences sexuelles), en moyenne, en 2017, 1/5ème des réfugiés sollicitant des centres de santé n'ont pas pu bénéficier de ces services[14]. De nombreux Syriens voient à partir de 2015 leur accès à cette couverture médicale fortement fragilisé par la fragmentation de leurs droits au Liban.

Se soigner à Nabaa et Chatila : spécificités et transversalité des problèmes d'accès aux soins des Syriens dans deux secteurs du Grand Beyrouth

Dans les années qui ont suivi le début de la guerre civile syrienne en 2011, des dizaines de milliers de Palestiniens de Syrie et de Syriens se sont réfugiés dans les camps palestiniens au Liban, notamment pour leurs bas loyers. La surface du camp de Chatila est d'environ un kilomètre carré. Il abrite environ 3000 Syriens sur une population totale située entre 22000 et 30000 habitants[15]. Le deuxième secteur où s'est déroulée mon enquête est un quartier marginalisé situé dans le district de Bourj Hammoud au nord-est de la capitale. Depuis sa création en 1920, ce quartier a accueilli successivement des « *Arméniens du camp d'Arakadz (années 1920), des migrants ruraux chiites (années 1950), des déplacés forcés chrétiens (1976), réfugiés irakiens, travailleurs égyptiens et syriens (années 1990), puis asiatiques et africains (années 2000)* »[16]. Selon le rapport détaillé de UN-HABITAT réalisé en 2017, il compte environ 14760 habitants, 33 % de Libanais et 63 % de nationalité syrienne. Le camp de Chatila et le quartier de Nabaa sont dominés par des formes extrêmes de pauvreté économique et de précarité sociale. Ils sont aussi marqués par une forte marginalité qui se traduit par des inégalités structurelles en lien avec l'espace et le tissu urbain[17]. Le quartier de Nabaa et le camp de Chatila sont aussi des espaces assez clos – on ne les traverse pas, on y pénètre – de relégation socio-spatiale pour certaines populations très stigmatisées.

Ces deux espaces ne sont toutefois pas marginalisés de la même façon. Le quartier de Nabaa se trouve rattaché à la ville de Bourj Hammoud, qui relève du Caza du Metn, mais est *de facto* associée à la ville de Beyrouth dans l'imaginaire collectif. Seuls le fleuve de Beyrouth et l'« autoroute » (« autostrade ») Emile Lahoud construite à la fin des années 1990 et début des années 2000 les séparent du centre-ville. Quant à Chatila, le fait qu'il s'agisse d'un camp de réfugiés palestiniens, qu'il soit situé dans la banlieue sud de Beyrouth, qu'il soit voisin de la ville de Ghobeiry, une municipalité emblématique de la banlieue sud où le Hezbollah dispose d'un ancrage fort, participe de sa fonction de repoussoir et de son enclavement important, d'un type et d'une intensité supérieurs au quartier de Nabaa. Leurs situations géographiques traduisent donc des enjeux sociaux et politiques. Les Syriens se comparent différemment à Chatila et Nabaa, et leurs sentiments de vulnérabilité et d'injustice diffèrent en fonction de la population qu'ils côtoient au quotidien et dans leur expérience de l'accès aux soins. À Chatila, par exemple, les tensions qui vont entourer l'accès aux soins viennent de la pression que fait peser sur les prix de l'immobilier l'installation des Syriens, ou encore le fait que dans le même espace restreint les réfugiés palestiniens et les Syriens sont protégés par des organisations différentes qui offrent des droits différents : respectivement l'UNRWA et le HCR. Leurs contraintes sont aussi différentes : la précarité juridique se double d'une incertitude sociale pour les Syriens résidant à Chatila. Contrairement à ceux rencontrés à Nabaa, ils font parfois pour la première fois l'expérience de la vie dans un camp : savoir vers qui se tourner lorsqu'on tombe malade, quelle ONG offre quels types de soins à quel moment dans le cadre de quel projet, comment en bénéficier, à qui demander, quels documents apporter, etc. Savoir cela semble nécessiter un capital informationnel spécifique lorsque l'on vit dans un camp. Un pharmacien palestinien installé dans le camp de Chatila m'explique ainsi que, selon lui, les Syriens ignorent souvent ce qu'il convient de faire en cas de coup dur ou lorsqu'ils tombent malades : « *Parfois ils découvrent pour la première fois ce que c'est que vivre dans un camp, alors quand quelque chose arrive d'inattendu, ils sont paumés et ne savent plus où donner de la tête […]. Alors que nous les Palestiniens, on est là depuis longtemps, on a l'habitude, on sait à qui on peut faire confiance, on sait ce qu'il faut faire et ne pas faire pour garder l'esprit plus ou moins tranquille* ».

Les tensions entre patients syriens et pharmaciens existent dans les deux cas étudiés. Toutefois le ressentiment des pharmaciens palestiniens semble davantage motivé par des arguments économiques et plus ancré dans une actualité brûlante : les Palestiniens de Chatila se plaignent habituellement de l'explosion du prix de l'immobilier qu'a impliquée l'arrivée rapide des Syriens dans le camp, ainsi que de leur exclusion des aides réservées aux Syriens par le HCR et qu'ils perçoivent souvent comme une injustice. *A contrario*, la xénophobie socio-culturelle des pharmaciens libanais rencontrés à Nabaa semble puiser dans une histoire longue, celle de l'occupation du Liban par la Syrie pendant la guerre civile à partir de 1976 et la présence oppressante de l'armée syrienne au Liban jusqu'en 2005. On comprend dès lors que les rapports de forces qui structurent l'accès aux soins et l'(in)adaptation des Syriens à Nabaa et Chatila ont des origines et des manifestations relativement contrastées.

Il ne faudrait cependant par exagérer ces différences. S'il existe des effets de lieux, il reste que les problèmes généraux de l'accès aux soins des Syriens au Liban se déclinent de façon assez semblable dans les deux secteurs étudiés. Ainsi, il est évident que la question du coût des soins, des médicaments ou de leurs faibles droits sociaux dans un contexte où leurs droits au séjour sont menacés, ne sont pas spécifiques aux secteurs enquêtés. Les tarifs médicaux pratiqués au Liban sont de manière générale perçus comme exorbitants par les Syriens interrogés dans les deux zones. Mustafa[18], un jeune syrien originaire de 'Aïn al-Arab âgé de treize ans, me rapporte que ses parents ont payé 600 dollars le médecin qui l'a pris en charge pour sa fracture au bras. Le cas de Mustafa montre que le prix élevé des soins et des médicaments au Liban participe en retour de leur insécurité générale dans ce contexte d'urgence. Il vit à Nabaa avec ses parents et sa petite sœur. Le reste de sa famille est resté en Syrie. Il dresse une comparaison de sa situation avec la Syrie d'avant-guerre : « *En Syrie mes parents m'emmenaient directement chez mon médecin chaque fois que je tombais malade. Ici c'est différent, ajoute-t-il, quand on tombe malade on se rend d'abord à la pharmacie. Et si ça ne s'arrange pas, alors ensuite on va chez le médecin* »[19].

Nodima, une femme âgée de 31 ans, originaire de Raqqa, tient un discours qui va aussi dans ce sens. Selon elle les coûts des soins et les files d'attente au Liban sont trop importants et désespérants : « *Ici on va directement à la pharmacie sans passer par le médecin [...]. On ne peut pas payer les deux, le médecin et le pharmacien, alors on choisit d'aller chez l'un des deux. On va directement à la pharmacie et on demande conseil aux pharmaciens. Les médecins sont trop chers ici. Même le centre [de santé primaire] Karagheuzian [un centre médical situé à Bourj Hammoud, à cinq minutes à pied de Nabaa et qui reçoit de nombreux Syriens de la région voire de villes plus éloignées] vous fait attendre quatre semaines parfois pour une consultation* »[20].

À Nabaa comme à Chatila, le pharmacien de proximité devient en quelque sorte un médecin de substitution. Afin d'obtenir un premier avis et de se passer d'une visite médicale jugée longue, coûteuse et parfois inutile, de nombreux Libanais se rendent de longue date directement chez leur pharmacien. Cette pratique est donc ancienne pour les Libanais, mais elle semble assez inédite pour les Syriens en exil. La plupart de celles et ceux interrogés au cours de ces trois mois d'enquêtes ne cessaient de comparer leurs expériences médicales au Liban à celles qu'ils avaient connu en Syrie.

Tâchons maintenant d'analyser ces représentations, leurs manifestations dans les rapports de force tendus avec les pharmaciens, puis leurs effets sur les stratégies d'adaptation des Syriens pour accéder aux soins au Liban... et en Syrie...

Faire avec ou faire sans le système de santé libanais ? De la débrouille au retour médical en Syrie

Les relations des Syriens aux pharmaciens et aux soignants libanais à Nabaa et Chatila sont souvent tendues : « *Les familles viennent ici, elles sont pauvres et d'une extrême infériorité intellectuelle, spécialement les femmes. C'est très dur de communiquer facilement avec elles et sur la façon d'utiliser les médicaments [...]. Si elles pensent que l'enfant est guéri, elles arrêtent le traitement. Le pire ce sont les antibiotiques, ils ne savent pas les utiliser [...]. Ils ont développé une résistance aux antibiotiques [...]. En Syrie ils subissent de mauvais traitements médicaux. Pour un coup de froid on leur fait des injections d'anti-inflammatoire et de cortisone. C'est très difficile de les habituer ici à des traitements plus légers (paracétamol) [...]. Les femmes sont pour la plupart illettrées. C'est inutile de leur expliquer. Pour une infection de la peau, fréquente chez les Syriens, ils peuvent la supporter plusieurs mois sans aller chez le médecin [...].*

Ils se prennent pour des médecins. Avec mes 45 ans d'expérience, ils croient en savoir plus que moi. Les hommes non plus ne sont pas tous éduqués ».

On remarque en creux que la relation au pharmacien est asymétrique. Sa position confère à celui-ci, qui leur offre ses conseils de bonne grâce, un ascendant qu'il peut exploiter à sa guise. La xénophobie du pharmacien semble s'enraciner dans des tensions qui remontent à la guerre civile (1975-1990) et à l'occupation du pays par l'armée syrienne entre 1976 et 2005. Elle exprime encore l'accablement du pharmacien face à ce qu'il décrit comme un fossé socio-économique, éducatif et culturel qui rendrait difficile la communication. Elle témoigne enfin de son dégoût vis-à-vis de supposées mauvaises habitudes sanitaires et d'hygiène supposément intériorisées de longue date par les Syriens dans leur pays d'origine. Ce sont ces mauvaises habitudes qui justifient aux yeux du pharmacien de les percevoir et de les traiter comme de mauvais patients, avec des propos qui les animalisent et les déshumanisent. Les patients Syriens quant à eux, considérés comme moins éduqués et moins autonomes par ce pharmacien, ont en fait d'autres référentiels à l'esprit, relativement à une histoire longue et à la familiarité avec d'autres parcours de soins. Ici c'est presque le pharmacien lui-même qui resitue ses clichés xénophobes dans des éléments structurels relatifs aux parcours de soins différenciés en Syrie et au Liban. En somme, ce sont principalement des rapports de classe qui se jouent dans ces interactions, lesquels rapports s'entremêlent avec des formes de xénophobie. Cet emboîtement révèle en creux les rapports sociaux intériorisés par les deux parties, au regard du capital socio-culturel que leur confère la position de soignant libanais et celle de soigné syrien en exil.

Ces tensions ne traduisent donc pas que des représentations xénophobes de la part du pharmacien, mais aussi des représentations croisées, des habitudes et des référentiels divergents. J'ai ainsi pu observer lors de mon enquête que les patients syriens ont souvent du mal à comprendre le fonctionnement du système de santé libanais ainsi que les conseils de leurs soignants, en particulier de leurs pharmaciens. Ces décalages sont également rendus visibles par les patients syriens, qui ont pour habitude de comparer le système de santé avec celui qu'ils ont connu en Syrie.

Hesniya, 38 ans et originaire d'Alep, a deux enfants gravement malades au Liban. Elle raconte qu'elle a perdu son fils atteint d'une tumeur au cerveau ; mais elle m'assure que sa chimiothérapie avait été complètement prise en charge par l'État syrien à l'hôpital universitaire d'Alep. Elle évalue à 15000 dollars au total le coût de ce traitement de chimiothérapie, pour toute la durée du suivi. Notons que les hôpitaux universitaires en Syrie sont *a priori* les seuls à disposer des moyens et du matériel nécessaires pour la prise en charge et le traitement des maladies les plus graves[21]. C'est ici l'expérience de l'écart qui est cause de frustration : l'écart réel et perçu entre une situation libanaise où elle doit se débrouiller avec deux enfants malades et une situation syrienne où la chimiothérapie extrêmement onéreuse de son fils aurait été entièrement prise en charge par la sécurité sociale de son pays. Le discours de 'Abdallah va aussi dans ce sens. Il a 69 ans, est originaire de Homs et défend le régime de Damas avec ardeur. Alors que nous discutons devant le chariot qui lui sert de support pour réparer des pièces détachées qu'il essayera ensuite de revendre, il tente de me convaincre : « *Le système de santé syrien était et est toujours exceptionnel [...]. L'opération (Abdallah me dit qu'il souffre d'un problème assez grave aux intestins) me coûtera 100$ à l'Hôpital Al-Razi à Damas alors qu'elle coûte plus de 2000$ au Liban* ».

C'est donc au prisme de leurs trajectoires de soin en Syrie qu'ils jugent les dysfonctionnements du système de santé libanais et que leurs attentes et exigences en matière de services de santé réels et tangibles persistent dans l'épreuve de l'exil. Ils peuvent alors décider tantôt de « faire avec » le système de santé libanais tout en exprimant leur mécontentement, tantôt de lui tourner le dos pour revenir temporairement en Syrie se faire soigner, quand accéder à certains soins au Liban devient impossible.

C'est ainsi que nombreux sont celles et ceux qui refusent de « faire avec ». Ils décident alors de « faire sans », en retournant clandestinement en Syrie se faire soigner à moindre coût, mais en prenant le risque de se faire arrêter ou enrôler dans l'armée syrienne, ou encore de se voir retirer leur statut de réfugié par le HCR à leur retour au Liban. À la différence du Liban, la construction de l'État moderne syrien est notamment passée par « *l'appropriation étatique de la santé* »[22] et la mise en place d'un système de santé public[23]. S. Boukhaima montre dans sa recherche menée dans les années 1990 que la gratuité des soins de santé relevait, pour de nombreux Syriens, d'un contrat entre le citoyen et l'État[24]. La santé semble y être assimilée à un droit, *a priori* rigide, solide et durable. Les entretiens menés dans le camp de Chatila et dans le quartier de Nabaa vont dans ce sens.

Ainsi, nombre d'entre eux justifient leur retour en Syrie pour y recevoir des soins. Une enquêtées, Diana, 18 ans, rencontrée dans la salle d'attente de la clinique Sabra en février 2019, vivait au Liban depuis deux ans. Elle affirme être retournée en Syrie pour son accouchement. Elle ajoute qu'elle connaît de nombreuses femmes ayant été obligées de mettre ainsi leur vie en danger pour des raisons de santé. Malgré la guerre, de nombreux Syriens percevaient encore en mars 2019 le système de santé de leur pays d'origine comme plus avantageux que le système libanais pour la prise en charge de certaines maladies ou de certaines opérations non-couvertes au Liban. Les médicaments restaient également moins chers en Syrie qu'au Liban, même si leur prix avait déjà augmenté depuis le début de la guerre civile en 2011.

Conclusion

Les expériences d'accès aux soins de santé des Syriens au Liban sont variées et complexes. Les contraintes qu'ils peuvent rencontrer sont d'abord liées à leur faible insertion dans le système de santé libanais. Ils sont souvent exclus d'un accès coûteux à la santé dans ce pays, comme de larges franges de la population libanaise. Leur situation se distingue toutefois de celle des Libanais en ceci qu'ils n'en sont pas coutumiers et que souvent leur manque d'information et leur faible insertion dans des réseaux d'interconnaissance les rendent d'autant plus vulnérables face à la maladie. De plus, l'accès des Syriens au système de santé libanais a été délibérément complexifié et fragilisé par une série de lois multipliant et irrégularisant leurs statuts au Liban. Ce qui ne leur permet pas, dans bien des cas, de pouvoir suivre l'évolution de la loi, ni de connaître leurs droits, ni même de se savoir ou non en règle vis-à-vis des autorités. La comparaison des cas du camp de Chatila et du quartier de Nabaa permet de mettre en relief ces enjeux. En dépit des singularités et des effets de lieu propres à chacun de ces espaces, le fait de les mettre face à face et de se focaliser notamment sur leurs relations aux soignants met en lumière des problèmes transversaux : la faiblesse des protections sociales, le coût des soins de santé non-couverts et les tensions dans leurs relations aux soignants libanais. Ces tensions traduisent aussi des écarts objectifs ou perçus entre les habitudes et les trajectoires sanitaire des Syriens et des Libanais. Leurs référentiels et leurs représentations respectifs de ce que signifie que d'être « bien soigné » expliquent en large partie ces problèmes de communication, d'adaptation et d'insertion. Ces décalages conditionnent aussi leurs capacités à « faire face » et à « faire avec » cet état de fait. Dans certains cas extrêmes qui constituent une cruelle ironie du sort, ce décalage peut pousser certains Syriens à retourner dans leur pays en guerre pour se faire soigner.

Notes

1 Houda Kassatly, « Santé, éducation, naissances. Quelques données de base sur la situation des réfugiés syriens au Liban », in Réfugiés et migrants au Liban, Paris, *Hommes & Migrations*, 2017, pp. 119-123.

2 C'est dans le cadre d'un Master 2 de science politique à l'IEP d'Aix-en-Provence que j'ai réalisé cette enquêter entre janvier et mars 2019.

3 Dans la pratique, surtout entre 2011 et 2015, les ONG et organisations internationales actives au Liban se basent *de facto* sur ces conventions pour l'administration de l'aide aux réfugiés. En même temps, depuis 2015, ces pratiques sont de plus en plus contraintes par des politiques de restriction qui fragilisent les statuts juridiques des Syriens au Liban telles qu'ils étaient éta-

blis depuis la convention bilatérale de 1994. Comment ? En procédant à leur morcellement minutieux, lequel informalise et irrégularise le séjour des Syriens au Liban. Pour une explication de ce processus de précarisation juridique, voir : https://english.legal-agenda.com/manufacturing-vulnerability-in-lebanon-legal-policies-as-efficient-tools-of-discrimination/

4 W. Van Lerberghe, W. Ammar, R. el Rashidi, A. Sales et A. Mechbal, "Reform follows failure: I. Unregulated private care in Lebanon", *Health policy and planning*, vol. 12, n° 4, 1997, pp. 296-311.

5 Michel Agier, *Gérer les indésirables. Des camps de réfugiés au gouvernement humanitaire*, Paris, Flammarion, 2008.

6 "Lebanon: new refugee policy a step forward. Open the door to legal status for all Syrian refugees", New York, *Human Rights Watch*, 14 février 2017.

7 Houda Kassatly, *op. cit.*

8 *Ibid.*

9 Kronfol, Nabil M. "Rebuilding of the Lebanese health care system: health sector reforms." EMHJ-Eastern Mediterranean Health Journal, 12 (3-4), 459-473, 2006.

10 Melani Cammett, *Compassionate communalism, Welfare and Sectarianism in Lebanon*, Ithaca, Cornell University Press, 2014.

11 Syrian refugee and Affected Host Population, Health Access Survey in Lebanon, Genève, The United Nations High Commissioner for Refugees (UNHCR), juillet 2015 ; Guidelines to Referral Health Care in Lebanon, Genève, The United Nations High Commissioner for Refugees (UNHCR), janvier 2014, p. 5.

12 Alexandra Parrs, "The Vulnerable Refugee Woman, from Damascus to Brussels", in *Gender and Migration*, Louvain, Leuven University Press, 2018.

13 Agonizing choices: Syrian Refugees in Need of Health Care in Lebanon, Londres, Amnesty International, 2014.

14 Houda Kassatly, *op. cit.*

15 Hala C. Abou Zaki, « Les réfugiés de Syrie dans le camp de Chatila : conflits de légitimité et solidarités entre « nouveaux » et « anciens » réfugiés », in La société libanaise à l'épreuve du drame syrien, Paris, *Confluences Méditerranée*, 2015, pp. 49-59.

16 Thierry Boissière et Annie Tohmé Tabet, « Une économie de la survie au plus près de la guerre. Stratégies quotidiennes des réfugiés syriens à Nabaa », in Le quotidien économique dans un Proche-Orient en guerre, Paris, *Critique internationale*, 2018, pp. 89-109.

17 Loïc Wacquant, "Territorial Stigmatization in the Age of Advanced Marginality", Melbourne, *Thesis Eleven*, vol. 91, n° 1, 2007, pp. 66-77.

18 Entretien avec Mustafa, 13 ans, de Ain el Arab (Kobané, Nord de la Syrie), effectué dans le quartier de Nabaa en janvier 2019.

19 *Ibid.*

20 Entretien avec Nodima, 31 ans, originaire de la ville de Raqqa, effectué dans le quartier de Nabaa en janvier 2019.

21 Sakina Boukhaïma, « Le système de santé syrien : des réformes nécessaires dans un environnement contraignant », in *Politiques de santé sous influence internationale : Afrique, Moyen-Orient*, Lyon, Maison de l'Orient et de la Méditerranée, 2005. pp. 111-129.

22 Sakina Boukhaïma, « Les recompositions du système de santé syrien », in La Syrie de l'après-guerre froide : permanences et changements, Paris, *Maghreb-Machrek Monde Arabe*, n° 158, 1997, p. 66.

23 Elizabeth Picard, *Liban-Syrie, intimes étrangers. Un siècle d'interactions sociopolitiques*, Arles, Actes Sud, 2016.

24 *Ibid.*

Abdallah Muhieddine

Assistant Professor, Institute of Social Sciences, Lebanese University.

Primary Health Care Centers: Social Safety Nets or Passage to a Lebanese Health System?

Abstract

This research paper focuses on the characteristics of the Lebanese health system, the location of primary health care (PHC) centers within it, and their capacity for reducing the medical bill and enhancing community health. The methodology employed did not rely on medical and technical practices, focusing rather on social, economic, and political-sectarian relations and their impact on achieving the goals of PHC centers. Our research is based on fieldwork in several PHC Centers in rural and urban areas managed by different institutions, as well as interviews with doctors working in these centers. The results revealed that the network of PHCCs could not achieve its goals within the public health system. It could not be a passage for the health system, and it did not contribute to enhancing prevention, improving community health, or reducing hospitalization expenses. On the other hand, it succeeded in working as a social safety net (SSN) and providing health services to the poorest groups, especially during the economic crisis and the decline in the coverage of social insurance funds. However, this was through sectarian and political non-governmental associations, strengthening the model of "social-sectarian enterprise".

Résumé

Cet article traite des caractéristiques du système de santé libanais, de la localisation des soins de santé primaires au sein de celui-ci et de l'étendue de sa capacité à réduire la facture de santé et à renforcer la santé communautaire. Il ne concerne pas la pratique médicale d'un point de vue technique au sein des centres de soins de santé primaires et se centre plutôt sur les relations sociales, économiques et politico-confessionnelles ainsi que leur impact sur la réalisation des objectifs fondamentaux des soins de santé primaires. Notre recherche s'appuie sur un travail de terrain dans un certain nombre de centres de soins en zones rurales et urbaines gérés par différentes institutions. Un certain nombre d'entretiens avec des médecins travaillant dans les centres susdits ont également été réalisés. Les résultats ont révélé que le réseau des Centres de Santé Primaire n'a pas pu atteindre ses objectifs au sein du système de santé publique. Il n'a pu être une entrée vers le système de santé et contribuer à renforcer la prévention, à améliorer la santé communautaire ou à réduire les dépenses d'hospitalisation. Toutefois, il a réussi à fonctionner comme un filet de sécurité et à fournir des services de santé aux groupes les plus pauvres, notamment pendant la crise économique et le déclin de la couverture des fonds d'assurance sociale. Cependant, cela s'est fait par le biais d'associations communautaires et politiques non gouvernementales, renforçant le modèle d'« entreprise socio-communautaire ».

The economic crisis that Lebanon has been experiencing since 2019 revealed the fragility of the health sector and its inability to provide the essential health services that families need after inflation exceeded 240% in 2022[1]. The contribution of public institutions covering hospitalization and medical care decreased from 90% to 10% due to the depreciation of the purchasing value of the national currency. This was due to hospitals pricing in US dollars, which increased the percentage of families' contribution to health spending from 33.1% in 2017[2] to more than 90% in 2022. The increase in the percentage of the patient's contribution to health spending led to a decline in hospital admission rates – except for essential cases –between 40% and 50% compared to 2018[3], while visits to PHC centers increased fourfold.

This raises questions about the problems of the health sector: is it a structural problem rather than a temporary one linked to the economic crisis? Is it just a crisis or a normal development in a crisis context? Do the performance indicators hide the commodification of health services and the synergistic relationship between business people and politicians as a source of financial benefits and increased clientelist relations between politicians and citizens?

In this context, does the adoption of the Concept of Primary Health Care by the MoPH (Ministry of Public Health) in 1996 express a realization of the importance of this approach, or does it express "*the state's abandonment of its social responsibility in the context of privatization and of following up on the outsourcing strategy it adopts in providing social services*"[4]?

Official Lebanese health discourse highlights the importance of Primary Health Care (PHC) in providing care to all residents everywhere and at any time, to achieve the highest level of community health and to reform and restructure the health system. For this reason, the National Health Strategy relies heavily on the role of PHC Centers, which numbered approximately 291 centers as of September 2023. It considers them an essential part of its response to health challenges, as they are supposed to provide services to all residents, particularly those living in poverty, while confronting the commodification of health services.

Primary Health Care Services (PHCS) are based on two essential components: therapeutic services in case of illness, and preventive services within a given geographical scope.

Despite the importance of Primary Health Care and its internal therapeutic procedures that depend on the role of family doctors and referral to hospitals, its impact remains limited, unless the social context in which it operates is analyzed, which is linked to the characteristics of the social policies adopted and the relationships of economic, social and political dominance existing in society, in addition to the way of providing preventive services in the targeted community.

This research paper does not seek to discuss and evaluate the internal mechanism for providing treatment services, nor the social protection policies followed in Lebanon. Instead, it will focus on the effectiveness of PHC centers and their operating mechanisms within the Lebanese health system during Lebanon's economic crisis, through an approach based on a socio-economic perspective and on its role within the Lebanese sectarian social structure. In conclusion, we shall try to identify the actual role of PHC centers in the context of the Lebanese health system.

Main Characteristics of the Lebanese Health System

General Performance Indicators and Inequality in Health Coverage

In 2014, Lebanon ranked 31st out of 166 countries according to the Economist Intelligence Unit's health outcomes comparison[5]. It was ranked the healthiest Arab country as per the Bloomberg World Health Index 2017[6], and the 34th out of 137 countries concerning the health sub-index in the Global Competitiveness Report issued by the World Economic Forum[7] and still reached 23rd in 2019[8]. It also ranked the 31st out of 195 countries and territories according to the health care Access and Quality Index (HCAQ Index) in 2016, on a par with Portugal and Estonia[9].

These classifications show that Lebanon achieved high rates of health outcomes. However, delving deeper into the health sector's performance, based on more comprehensive indicators than those used for global comparison, reveals this system's structural flaws.

After the economic crisis of 2019, "*the healthcare system has now been weakened... there has been massive emigration of healthcare workers. The highly privatized healthcare system in Lebanon provides inequitable medical services only to patients who can afford them. Moreover, hospitals are experiencing shortages of drugs, medications and medical supplies, as well as electricity cuts, which may force them to shut down*"[10]. During the Beirut explosion, "*the Lebanese healthcare system could not treat all the victims of the explosion and was forced to transfer some of them to Turkey, Jordan, and Kuwait*". All these circumstances led to a decrease in the rank of Lebanon from 23rd to 102nd in 2022 in the Global Report of the WEF[11]

The issue of universal health coverage has been considered one of the most problematic issues in Lebanon since 1943. It is inseparable from the sectarian political system, economic structure, and the social policies adopted by policymakers. From the beginning, the government avoided adopting universal health coverage. Since the 1950s, it replaced it with providing social services to each sect through intermediaries, through a system of "contracting" with institutions affiliated with them and their political forces, to "grant" social and health services to their members. This mechanism contributes to reproducing the sectarian social and political structure and using social services to enhance clientelisic relationships in line with the mechanisms of the capitalist market.

Segmentation of Social Insurance Funds and Health Coverage

Historically, the discourse on health coverage has opposed two visions: that of the government and that of the General Confederation of Lebanese Workers. The former envisions coverage through the establishment of health centers that provide services to people, especially those in poverty, while the latter views social security as a mechanism for social welfare[12].

In the 1940s and 1950s, the government refrained from adopting a National Social Security Fund, and resorted to establishing independent solidarity funds for each category of civil servants within each government department, military or civilian, funded by employee contributions only.

Since the mid-sixties, the ruling class, supported by businessmen, delayed the implementation of social security, which was approved in September 1963[13]. However, the struggles of the labor movement and its call for demonstrations and strikes in February 1971[14] prompted the issuance of executive decrees for the first phase covering health insurance, which included wage workers in the private sector. In contrast, employers managed to hinder the implementation of second and third stages that ensure comprehensive coverage for all Lebanese workers, as is the case in the French model.

Since then, health-care coverage draft laws have been proposed from time to time by health ministers or heads of the "Parliamentary Health Committee". From the days of Minister of Health Emil Al-Bitar in 1971 until 2023, more than five universal health coverage draft laws have been submitted to parliament. It is worth noting that the Ministry of Public Health recently affirmed its commitment to realizing universal health coverage by 2030[15]. However, the Lebanese remain deprived of this coverage due to the debate over the details of the coverage and the sources of its funding.

The failure to adopt universal health coverage so far is due to unwritten social policies, as successive governments have refused to adopt one of Europe's capitalist models, for instance the corporatist model in France, where the state is the guarantor, or the statist model in Sweden, where the state is responsible for financing it. Instead, Lebanon adhered to an extremely liberal system. This choice left the responsibility to market dynamics. The state limited its role to funding selected services for social groups unable to afford treatment in health institutions run by the private sector.

On the other hand, MoPH was content to work on issuing laws regulating medical professions and departments, on the one hand, and on the procedures through which it is possible to ensure the prevention of epidemics and how to combat them, on the other.

Segmenting social insurance funds and leaving health services to market mechanisms expressed the unique Lebanese concept of "fragmented" health coverage instead of a comprehensive fund that includes all Lebanese. We had and still have seventeen funds, each of them working with different mechanisms (four of them for the Military and Security forces, one for the Judges, one for Lebanese University Professors, one for Lebanese university staff, in addition to the NSSF & civil servants Cooperative, etc.).

According to the Central Administration of Statistics (CAS), in 2019, 55.6% of residents benefit from health insurance systems. However, due to economic crises, the percentage reduced in 2022 to 49%, and 51% did not benefit from any insurance[16]. The 49% were distributed among the following: 44% benefitted from the NSSF, 22% from the Military and Security Forces (MSF), 5% from the Civil Servants' Cooperative (CSC), 7% from private insurance and 3.7 from others; notably, the last 18.2% are displaced Syrians and Palestinian refugees, covered by the United Nations, through contracts with private and government hospitals for hospitalization, and by the primary health care centers for treatment. As for the non-beneficiary category, which amounts to 51%, they can, in principle, benefit from the Ministry of Health's coverage for hospitalization and incurable and chronic diseases.

Primary Health Care, between Commodification and Prevention

In light of health service commodification, the private sector, including NGOs linked to religious and sectarian institutions, found plenty of space for initiatives and investment. Many businessmen consider the health sector, especially the hospital sector, a profitable investment field. Political and sectarian groups also see health services as a mechanism to enhance their influence within their groups, which has strengthened the logic of private investment and social enterprise in the health sector. Services and technology have expanded since the mid-1990s. "*The number of cardiac surgery departments per capita has more than doubled, and the number of lithotripsy devices has exceeded 15 times the number in Germany*"[17]. Also, "*the number of doctors increased to about 13,000 doctors in 2020, at a rate of one doctor for every 460 residents, while the global ratio is one doctor for every 1,200 people*"[18].

This significant development in the hospital sector has been accompanied by two tendencies: the first was the commodification of health services, and the second was that the health system in Lebanon lacked the fundamental base of PHC, which is responsible for achieving community health and strengthening its immunity to reduce resort to treatment and hospital services.

Primary Health Care in the Lebanese Public Health System

Before 1996, there was no primary health care program in the MoPH, and health services were provided through approximately 800 health centers operating as dispensaries[19] run by local NGOs, Municipalities, Politicians.

In the mid-nineties, the MoPH launched the Primary Health Care Program in cooperation with NGOs, starting with 22 primary health centers, a number which gradually increased to 202 in 2017 and 291 in 2022.

This trend came in the midst of discourse about the structural adjustment policies the government was working to implement, including restructuring the health sector, which allows the MoPH to withdraw from its limited interventionist role, shift to the role of regulating the health sector, and work to provide services through the principle of "contractual cooperation". This happens "*where health centers* (affiliated with associations and funded by local or international donors) *are committed to providing a comprehensive package of primary health care services at two levels: preventive activities and general and specialized outpatient care services*"[20]. International funding eases the financial burden on the MoPH, illustrating the paradox of the structural adjustment and neoliberal policies that require reduction in these services, but must compensate them in one way or another.

Reports on PHC centers oscillate between two goals: the first as the foundation of the public health system and the citizen's entry point to this system, and the second as a social safety net for providing health services to the poorest groups in Lebanon.

The ability of primary health care to serve as a relay for the public health system assumes that the following conditions are met:

- Geographical distribution that ensures comprehensive geographical coverage;
- Developing and implementing mechanisms within PHC centers to ensure that the relationship between the patient and the doctor is not commodified;
- The referral system between PHC centers and hospitals is enacted;
- Creating a local community network to formulate an integrated plan for community health promotion.

Primary Health Care Centers, from Principles to Reality

This study adopts an analytical approach to the location of PHC Centers in the health system through their geographical distribution, the mechanisms adopted to implement treatment programs as well as primary preventive programs, and their impact on public health performance, especially in light of the economic crisis that the country is witnessing and that affects the majority of the Lebanese people. In addition, we use the case study for two specific centers.

It is based on the analysis of documents published by the Ministry and other parties related to PHC, in addition to data related to public health performance and health spending, and interviews with six managers of PHC centers and several doctors working in it, to determine services and mechanisms for providing them, especially during the crisis. Based on these interviews, two centers were identified based on the following criteria:

7– one funded by international bodies and the other unfunded;

8– one center in densely populated areas and one in the poorest areas;

9– one center that intervenes in an urban area and one in a rural area.

Accordingly, we chose the Karagheusian PHC Center in Bourj Hammoud and the Lebanese Secours Populaire PHC Center in Halba-Akkar.

The Karagheusian Association was established in 1946 in Beirut to support Armenian refugees and provide them with health and social services. The association's headquarters is in New York. It runs another PHC center in Anjar village in the Bekaa region.

The Secours Populaire association was established in 1974 at the initiative of the Lebanese Communist Party to support the steadfastness of the Lebanese people in the face of the Israeli attacks on southern Lebanon. The association later developed in the health field, as its centers spread in different Lebanese territories. It owns a hospital in Nabatieh Governorate. The association currently runs two PHC centers, the first in Kafr Saroun in the Koura district and the second in Halba-Akkar, in addition to 10 health centers not in the primary health care network.

Karagheusian PHCC is located in the Bourj Hammoud area (on the north-eastern limit of Beirut municipality), a popular area with an estimated population of 100,000 people, approximately 40% of whom are displaced Syrian, and other marginalized nationalities.

The Secours Populaire PHCC is located in Halba (Akkar Governorate), which is classified as one of the poorest regions in Lebanon, with a population (in Halba and its surroundings) of about 75,000 people, approximately 33% of whom are displaced Syrians.

The two selected associations are old and have experience in health and social work.

Geographical and Institutional Distribution of the PHCCs

The MoPH indicates that PHC Centers aim to facilitate access to health care services for all citizens and to serve as the passage to the public health system. Providing this access requires a balanced geographical distribution that aligns with the population.

The distribution of PHC centers among the entities that manage the centers shows that Non- Governmental Organizations (NGOs) and Partisan and Religious Institutions (PRI) constitute the majority, reaching 76,7% of the total centers, while municipalities manage 14.7%; it is worth noting that 13 centers out of the 43 that are managed by municipalities, are actually operated by NGOs and PRI. On the other hand governmental hospitals and the Ministry of Social Affairs (MoSA) manage only 3%, private universities 1,7% and MoPH comes in last place, with 0.3%.

Governorate	NGOs & PRI	Municipalities	Public Hospital	MoSA	University Hospital	MoPH	Total
Beirut	12	0	1	0	5	0	18
Mount Lebanon	56	17	1	1	1	0	76
North	33	10	3	2	0	1	48
Akkar	31	4	0	0	0	0	35
Bekaa	26	3	1	1	0	0	31
Baalbak El Hermel	21	3	0	1	0	0	25
South	25	1	1	1	0	0	28
Nabatieh	19	7	2	2	0	0	30
Total	223	43	10	9	5	1	291
	76.70%	14.70%	3.40%	3%	1.70%	0.30%	100%

Distribution of PHC Centers among the entities that manage the centers.
(Based on the data of the center's list published by the MoPH- 2024)

This distribution shows the dominance of religious and political associations in managing 223 out of 291 centers. One association also appears to manage 27 centers, and six associations manage between four and nine centers. This means seven associations alone manage 65 centers, accounting for 22.3% of the centers. This can be seen from a positive aspect, the accumulation of experience in providing health services, but on the other hand, it indicates the continued dominance and control of religious and political institutions over PHC Centers.

Regarding the geographical distribution, it is evident that it does not align proportionally with the distribution of the population in Lebanon (see the table below). This divergence is explained by the fact that, for the past 27 years, the inclusion of PHC Centers under the National Primary Health care Program (NPHCP) is contingent on the initiative of voluntary associations. This joining is intended, first, to improve the association's classification and benefit from the Ministry's in-kind contributions. Secondly, it seeks to improve the terms of engagement with donors to obtain funding[21].

The distribution according to the population among the governorates indicates that four out of eight governorates (Akkar, North, Nabatieh and Baalbek-Hermel), which do not exceed 30% of the total residents of Lebanon, have 47% of the centers. In comparison, some districts have only one center, such as Batroun (North) and Jezzine (South), while some remote towns have two centers, such as Baskinta (Mount Lebanon).

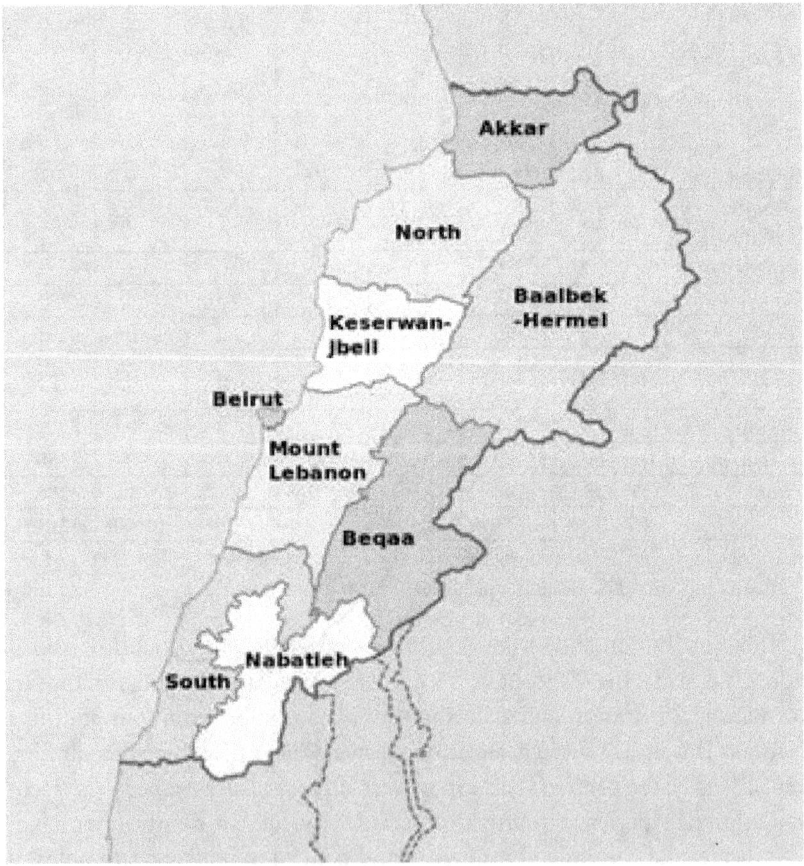

Geographical distribution of PHCCs among the Governorates[22]
(Based on the data of the center's list published by the MoPH, Sept 2023)

Governorates	# of centers	% of centers	Population of the governorate	The population for each center
Beirut	18	6%	341,700	19,000
Mount Lebanon	76	26%	2,326,000	30,000
North	48	16%	637,900	13,000
Akkar	35	12%	324,000	9,000
Nabatieh	30	10%	379,100	12,500
South	28	10%	584,400	21,000
Bekaa	31	11%	297,600	9,600
Baalback-Hermel	25	9%	245,100	10,000
Total	291	100%	5,135,800	
Average				18,000

The distribution of centers within the governorates according to the average number of beneficiaries per center highlights a significant discrepancy among the governorates. Although the MoPH has set the ideal population of each center at an average of 30,000 people,[23] in Mount Lebanon, the average population of each center is 30,000 people, while in Akkar, this number drops to 9,000 people. Actually, the average number of potential beneficiaries is around 18000 per center!

Further examination of the spread of centers within a single governorate reveals a further imbalance. For example, the number of villages in Akkar Governorate is 220. There are 35 centers, spread over only 28 villages, with 13 clustered within nine neighboring villages. Six of these centers are located in two municipalities: Barqayel and Bebnin. This distribution shows that this spread does not ensure comprehensive coverage of all Akkar areas and fails to provide universal access to all residents.

The Missions and Mechanisms in Primary Health Care Centers

"Primary Health Care entails three interrelated and mutually reinforcing elements, which include the following: integrated and comprehensive health services that include primary care as well as public health goods and functions as pivotal elements; multi-sectoral policies and actions to address broader, upstream determinants of health; engaging and empowering individuals, families and communities to increase social participation and promote self-care and self-reliance in health"[24].

The MoPH in Lebanon considers that the concept of primary health care is based on a unified path for the patient's journey within PHC Centers. It begins with the social worker who opens a health file for the patient. Subsequently, the family doctor conducts an initial diagnosis and decides whether the patient's condition requires a referral to a specialist doctor based on the case level. This mechanism aims to reduce dependence on drug treatment or hospitalization, replacing it with lifestyle changes, and fostering healthier behaviors, especially when the ailment is in its early stages. On the other hand, most specialist doctors, especially surgeons, rely on the use of advanced treatment in the hospital, mainly if the MoPH or the insurance scheme covers hospital admission based on a doctor's report.

However, this mechanism faces several challenges. The Lebanese health system has given specialist doctors a higher position on the medical hierarchy than family doctors or general health doctors. This "culture" has been demonstrated among citizens who often seek out specialists without any prior diagnosis or medical consultation. This process of commodification has also led to an increase in the number of doctors, with one doctor for every 460 residents in 2020[25]. Additionally, the proportion of specialist doctors has risen to around 70% of the total number of doctors in Lebanon in 2003[26].

How does the commodification process manifest itself in PHC Centers? At the beginning of their careers, most new doctors seek to work in clinics and PHC Centers to promote themselves, establish connections with patients, and often refer them to their private clinics, where they continue their treatment away from the PHC Centers.

In most centers, the adoption of this mechanism has strained the relationship between doctors, "*as specialist doctors feel that family doctors are encroaching upon their specialization, thereby denying them the opportunity of building a direct relationship with patients*[27]."

This also results in the specialist doctors losing out on the financial remuneration for medical examinations. This tension has compelled the management of most PHC Centers to maintain the traditional mechanism in which the patient chooses a general practitioner as family doctor, taking into account the formal presence of a family doctor to adhere to the MoPH's mechanism.

Thus, the Karagheusian primary health care center operates based on the modern concept of care as an entry point into the public health system, "*where the family doctor is considered the mandatory passage for all patients*"[28]. However, the Secours Populaire center failed to implement this mechanism due to tension among the doctors, resulting in some of them terminating their contracts with the center.[29]This is due to the commodification relationship between the specialist doctor and the patient, and any entry of the family doctor will undermine this relationship. We shall see later the negative impact on the quality of services provided in some centers funded internationally.

The Referral System between PHC Centers and Hospitals

The MoPH, in its literature, focuses on "*primary health care being a passage to the Public Health System (PHS), and reducing the need for hospitalization with any hospital referrals occurring through these centers*"[30]. However, data indicate that this goal was not achieved, as hospital treatment rates and costs increased significantly.

Data indicate that the cost of hospitalization at the expense of the MoPH has increased over the period in which PHC Centers began their operation, rising from 113 billion LBP in 1995 to 205 billion in 2000 and reaching 444 billion in 2020, representing a 393% increase over 25 years[31].

The surge in hospital expenditure reflects the nature of the adopted health care policy that prioritizes spending money on disease treatment through hospitalization rather than disease prevention through PHC.

Data published by International Information Company, May 2020.

The increase in costs is not solely attributable to the rise in spending but also to the odd increase in cases, especially those covered by the MoPH. "*The number of admissions increased from 158,048 in 2002 to 243,248 in 2015*"[32], marking a 65% increase.

This data indicates that the PHCCs did not result in a reduction in hospitalization spending. The increase in hospital spending expresses the extent to which the logic of commodification of health services is deeply rooted, which is compatible with the interests of hospital owners in achieving profits. Private and public hospitals, in agreement with doctors, attract patients to increase the employment rate, improve revenues, and admit them to the hospital to perform the necessary examinations and treatment that are supposed to take place outside the hospital. Many specialist doctors in PHC centers refer their patients to hospitals to increase their income, as long as the costs are covered by NSSF or MoPH through inflated bills.

Networking with the Local Community

Improving community health requires PHC Centers not to limit their work inside the center but to work outside in the specific geographical area to enhance environmental and health conditions. This role requires networking with local stakeholders within the local community to develop a local plan to resolve community health issues.

In 2014, the United Nations Development Programme (UNDP), in cooperation with the National Primary Health Care Program, the Ministries of Education and Social Affairs and the Ministry of Interior, launched the program *"Towards an Integrated Local Health Social System"* within the initiative *"Supporting Integration in Providing Basic Services to Meet the Needs of the Local Community"*[33].

This initiative seeks to develop a mechanism for coordination and integration among local actors to develop an integrated local and regional plan to enhance health and social services, increase access to PHC Centers, and enhance health awareness programs in government schools and the community. Twenty-two municipalities, 22 PHC Centers and 56 schools were chosen to work together.

This project was implemented over two years, and participants were trained on networking mechanisms and formulating local action plans that enhance public health and achieve the goals of PHCCs. At the end of this program, the work was limited to some centers implementing a school health campaign in government schools, but they did not produce an integrated local action plan to enhance health services[34].

The main difficulty lies in the fact that workers in PHC Centers focus on therapeutic intervention rather than community participation due to the lack of a perspective that considers community health to require a complex process that involving innovative forms of networking and work with local institutions. The absence of this networking is due to the dominance of the sectoral administrative perspective in other institutions, whether in schools or municipalities. This entrenched culture led to the faltering and incompleteness of this attempt.

Regarding networking with local authorities, the two centers we studied participated in the project initiated by the UNDP. However, both centers discontinued their outreach efforts to some extent when the project ended. Their work in the preventive aspect is limited to organizing educational courses within the centers[35].

Currently, most PHC Centers operate solely within their centers. The five center managers we interviewed confirmed that they hold seminars within their centers. This mentality has turned the equation around, as beneficiaries are urged to visit the center instead of the center team actively working with the local community.

International Funding and Increasing Effectiveness during the Crisis

International funding provided by International Non-Governmental Organizations (INGOs) currently plays a central role in increasing the capabilities of PHC Centers to provide services to the poorest groups. This funding began with the influx of displaced Syrians[36] and has increased with the worsening economic crisis and inflation in the health sector. Support by INGOs has contributed to increasing the number of centers from 250 in 2022 to 291 in 2023 by establishing 40 new centers, which means an increase of 14% within one year, especially in areas crowded with displaced Syrians (specifically Akkar, Bekaa and Baalbek-Hermel).

The support process includes providing most of the financial costs for all cases. Most center managers we met indicated that without the patronage of INGOS, many PHC centers would have been forced to close. However, this funding does not cover all the PHC centers in Lebanon, which created a significant disparity among the centers, as those that are funded have become able to attract doctors, who receive their fees in dollars, and also patients, who receive their health care services for free.

UNHCR data in 2024 show that 150 out of 291 centers benefit from support for providing health services to displaced Syrians[37]. The MoPH also indicates in its annual bulletin that during 2022, *37.8% of 279 centers were supported by INGOs*[38] with more focus in North and Bekaa governorates.

In light of the current economic crisis, PHC centers contribute to providing almost free services to the neediest groups in Lebanese society, and the data published by the MoPH show an increase in the number of services provided by these centers:

"*If it rose from 2.13 million services in the year 2018, to 5.17 million services in the year 2022, a rate of up to 239%, and at a rate of 3,4 services per beneficiary, the number of beneficiaries reaches 1,5 million people, equivalent to 25% of residents*".[39]

These beneficiary numbers may mean that some doctors in some centers (mainly funded ones) are seeking to increase the number of patients to increase their daily income at the expense of the quality of service provided. Many patients indicated that the doctor does not give enough time to the patient, due to the large number of patients, and because the cost is paid based on the number.

The data from the two studied centers show fundamental changes. At the Karagheusian Center (Bourj Hammoud), the graph indicates an tenfold increase in the number of visitors over ten years, and that the number of visits by Syrian refugees before 2019 constituted the most significant percentage. The situation changed after the economic crisis, as the percentage of Lebanese whose value of coverage by social insurance funds decreased, so that they resorted to less expensive health services in PHCCs.

Although this increase was affected by the repercussions of the Syrian refugee and economic crises, the support provided by INGOs and donors through financial support covered the costs of health care services for displaced Syrians in the first stage and Lebanese citizens in the second stage.

As for the Secours Populaire center in Halba (Akkar), we note that the number of beneficiaries was high before the economic crisis, with a peak recorded in 2018. However, it began to decline, and the number of visitors decreased by 24% in 2020 and the decrease reached 51% in 2022. It is recorded[40] in this context that the INGOs and donors do not fund this center and provide support to newly established centers in the same area, which do not have experience, and are owned by individuals under the name of an association. This situation raises the question of the degree of transparency in certain contracts between funding agencies and beneficiaries, as well as suspicions of corruption.

Conclusion

This paper has shown that the network of PHC centers has indeed been able to achieve progress in providing services to a large segment of residents, and represented a response to the Syrian crisis and the economic crisis since 2019.

However, this ability to provide services would not have been possible without international funding, which began to decline[41] at the beginning of 2024. This means that these centers cannot continue as they were and will be forced to determine a financial allowance for patient services, which will be difficult for the poorest to afford.

This network was not, however, able to achieve the goal that the Ministry of Health officially seeks to achieve, to be a passage to the Lebanese health system and contribute to enhancing prevention and improving community health, in addition to reducing hospitalization expenses. Such goals cannot be implemented simply by spreading and expanding the network of centers, but instead require structural reforms that reduce the process of commodification of health services and the control by large monopolies (hospitals, drug and medical supplies companies) over the health sector. In parallel, it is necessary to give a more significant role to the Ministry by achieving universal health coverage, and not reducing it to a regulatory role.

The evolution of the network's role over 27 years indicates that it functioned primarily as part of a "social safety net." It succeeded in providing affordable medical and health services to the most vulnerable groups in society. It became an integral part of the health information system developed by the Ministry of Public Health to serve as the country's primary source of health data analysis.

From the beginning, the Ministry of Public Health relied on the role of NGOs in providing funding for health services, whether directly through sectarian institutions or through international funding. The state has thus withdrawn from providing direct services and has limited itself to providing vaccines and chronic medications for free.

Because of its inability to confront the process of commodification of health services, and its unwillingness to stand up to the cartels that control the health sector, the MoPH resorts to health care centers to provide the minimum services to the poorest people by playing the role of the social safety net. We therefore conclude that the discourse according to which these centers aim to be the passage for Lebanon to a public health system is misleading, and that the objective cannot be achieved without structural changes in the relationship with these cartels.

Notes

1 World Bank, Lebanon economic monitor, New York, Spring 2023.

2 Ministry of Public Health, Statistics 2019.

3 Suleiman Haroun, Head of the Private Hospital Owners Syndicate, Al-akhbar newspaper, Beirut. "Post-crisis hospitals: 'offers' for patients... and unusual 'services'". Beirut, 4 September 2023.

4 Jacques Kabbanji, "Has 'social' lost its mobilizational attraction?", El Nahar newspaper, Beirut, 23 April 2007.

5 Ana Nicholis & Annie Pannelay. "Health outcomes and cost: A 166-country comparison". The Economist Intelligence Unit, London, 2014.

6 Wei Lu and Vincent Del Guidice, Italy's Struggling Economy Has World's Healthiest People. Bloomberg, March 2017.

7 Klaus Schwab, The Global Competitiveness Report 2016–2017, World Economic Forum, Geneva, 2017.

8 Ministry of Public Health, Latest developments, http://www.moph.gov.lb.

9 Nancy Fullman, Jamal Yearwood, and others, "Measuring performance on the Health care Access and Quality Index for 195 countries and territories and selected subnational locations: a systematic analysis from the Global Burden of Disease Study 2016." National Library of Medicine, May 23, 2018.

10 Malek Nassar, Wael Abdallah, Bernard Najib, Khalil Khalil, David Atallah, "Weakening of the Lebanese health sector", East Mediterr Health J. 2023, 29(3):168–169. https://doi.org/10.26719/emhj.23.022

11 Statista, Health and health systems ranking of countries worldwide in 2023, https://www.statista.com.

12 Ilyas Al-Buwari. The history of labor movement in Lebanon 1947-1970. Part II (in Arabic), Dar el Farabi, Beirut, 1980.
13 The General Confederation of Lebanese Workers demanded a model similar to the French one. The NSSF law was issued during the era of Fouad Chehab and included three stages: the first includes wage workers, the second includes self-employed workers, and the third stage includes all Lebanese. But the implementation of these stages was obstructed by those opposed to it, led by employers who considered that its implementation would increase the tax burden on them. Successive governments delayed the approval of the second and third stages of the law.
14 Ilyas Al-Buwari, *op. cit.*
15 Ministry of Public Health, Lebanese National strategy vision 2030, Beirut, 2023.
16 CAS & ILO, Lebanon follow-up Labour Force Survey, January 2022.
17 Wem Van Lerberghe, Walid Ammar, Rawia El Rashidi, A Sales, Abd Elhay Mechbal, Reform follows failure: I. Unregulated private care in Lebanon. National Library of Medicine, Dec 1997.
18 Information International, The Health Sector in Lebanon- Monthly Bulletin, Beirut, November 2020.
19 Dispensaries include small health centers that do not meet the standards of primary health care centers. Their role is limited to treatment and does not include preventive activities and programs. Some data indicate that the number in 2022 reached approximately 950 dispensaries spread throughout the villages. Most of them operate at a minimal capacity, and a few of them can obtain external funding through embassies and through direct political or religious channels.
20 Wem Van Lebeerghe, Abd El Hay Mechbal & Nabil Kornfel, "The Collaborative Governance of Lebanon's Health Sector," Policy Support Observatory, Beirut, May 2018.
21 UN agencies and INGOs are required to provide support only to PHCC.
22 Kesrewan was created later, and is counted with Mount Lebanon in this table.
23 Walid Ammar, "Health System and reform in Lebanon". WHO- EMRO, 2003.
24 WHO, Primary Health care, https://www.who.int/ar/news-room/fact-sheets/detail/primary-health-care.
25 Information International, "The Health Sector in Lebanon" - Monthly Bulletin, Beirut, November 2020
According to the World Bank, in 2019, the ratio was 2.6/1000 doctors, but only 1.9/1000 for nurses (World Bank data 2019, https://data.albankaldawli.org/indicator/SH.MED.PHYS.ZS).
26 Wem Van Lebeerghe, Abd El Hay Mechbal & Nabil Kornfel, "The Collaborative Governance of Lebanon's Health Sector," Policy Support Observatory, Beirut, May 2018.
27 Kamel Mansour, Manager of Secours Populaire PHCC in Halba, Interview: September 29, 2023.
28 Serop Ohanian, Manager of Karagheusian PHCC in Bourj Hamoud, Interview: September 25, 2023.
29 Kamel Mansour, interview: October 6, 2023.
30 Ranad Hamadeh, the head of the Primary Health care department at MoPH- Lebanon. Interview on OTV TV, Beirut, September 2021.
31 Information International, "The cost of hospitalization is at the expense of the Ministry of Public Health" - Monthly Bulletin, Beirut, May 2020.
32 Reference previously mentioned, "The Collaborative Governance of Lebanon's Health Sector", 2018.
33 Ministry of Public Health website, The programs and projects of primary health care: https://www.moph.gov.lb/ar/Pages/3/749
34 In my previous work with the UNDP, I was responsible for following this program's activities in specific areas.
35 The two managers of the PHC Centers confirm that all the preventive program activities take place within the centers: interviews with Serop Ohanian and Kamel Mansour.
36 Before the Syrian crisis, international funding provided to PHC centers was a partnership to support associations by providing equipment and support for the organization on specific programs. With the Syrian crisis, it developed to cover the cost of displaced services to displaced Syrians. After the 2019 economic crisis, the support began to cover fees for all Syrians and Lebanese, in addition to payment for a doctor's visit.

37 UNHCR website: https://help.unhcr.org/lebanon/welcome/access-to-health-assistance/primary-healthcare.
38 Ministry of Public Health, PHCC Annual Report, 2022.
39 Ibid.
40 Kamel Mansour, Manager of Secours Populaire PHCC in Halba (Interview: September 29, 2023).
41 The United Kingdom stopped funding the response plan to the Syrian crisis, Germany reduced its contribution, and some international institutions began talking in whispers that in the coming period they would be more austere.

Entretien avec Kamel Mohanna
Propos recueillis par Elisabeth Longuenesse

Fondateur et président de l'association '*Amel International* et coordinateur du Collectif des ONG libanaises et arabes

Une ONG au service du droit à la santé : le cas de l'association '*Amel International*

Confluences Méditerranée

Dr Mohanna, vous avez créé l'association Amel durant la guerre civile, dès 1978, pour porter secours aux blessés et victimes du conflit, sans distinction d'origine, de confession ou de région. Depuis, Amel s'est beaucoup développé. Pouvez-vous nous résumer en quelques mots ce qu'elle est devenue?

Kamel Mohanna

Plus de quatre décennies après sa création, en 1979, Amel Association International (Amel) poursuit ses actions, guidées par ses principes fondateurs d'indépendance et de non discrimination. Dès les années 80, tout en répondant aux conséquences humanitaires de la guerre civile, nous avons initié des activités de développement et de protection des droits humains. L'association a dès lors promu un renforcement structurel, basé sur les droits individuels et collectifs. Je suis convaincu que cette approche est essentielle afin de construire un monde plus juste, solidaire et humain.

Aujourd'hui, avec ses 1 200 travailleurs et volontaires, Amel opère plus de 32 centres médico-sociaux et 9 unités mobiles à travers tout le Liban. Au cours des 20 dernières années, Amel a entamé son internationalisation, du Sud vers le Sud et du Sud vers le Nord, avec l'ouverture de bureaux en France, aux États-Unis, en Belgique et en Suisse et la préparation de projets au Sri Lanka, aux Philippines et en Ethiopie. La dignité humaine demeure le fil conducteur de toutes nos actions, ici et là-bas.

L'urgence ne cesse de nous interpeller. La négation permanente de l'humanité, en Palestine et ailleurs, au mépris des populations civiles, des structures sanitaires et des travailleurs humanitaires, nous indigne. La solidarité, avec nos sœurs et nos frères, palestiniennes et palestiniens, est impérative. La situation au Sud Liban appelle aussi notre mobilisation, alors que l'un de nos centres de santé primaire, situé à Khiam, a été affecté par les bombardements israéliens à l'automne 2023. Cliniques mobiles, premiers soins, actions de préparation, nos interventions sont multiples. Elles assurent un accès minimal et digne aux droits à l'éducation, à la santé et à la protection, pour les populations affectées et déplacées, à travers tout le pays et particulièrement dans les gouvernorats de Nabatieh, du Sud Liban, du Mont Liban, de Beyrouth, de Baalbeck et de la Bekaa.

C.M.

Dans le contexte actuel, d'effondrement de l'économie libanaise, et de grandes difficultés traversées par la population, que pensez-vous de la politique sanitaire du gouvernement libanais ? Quel peut être le rôle des ONG ?

K.M.

En l'absence d'un système universel de protection sociale au Liban[1], les populations voient leurs droits économiques et sociaux bafoués, et ce, depuis des décennies. Les multiples crises qui meurtrissent notre pays n'ont fait que détériorer davantage cette situation. Le gouvernement, avec des ressources insuffisantes et des blocages politiques multiples, n'agit pas ou peu. L'Etat libanais ne remplit pas ou plus ses obligations. Il n'assure pas que toutes et tous aient accès à la santé.

Les besoins humanitaires et de développement sont grandissants. Amel pallie l'absence d'une politique de santé publique effective en se mobilisant avec ses partenaires. Tout en travaillant avec les ministères pertinents de tutelle, Amel s'engage, dans la pratique et sur le terrain, pour le droit universel à la santé. L'association met en place des activités médico-sociales, formant un réseau de centres de santé primaire. Nous espérons que cette approche constitue le socle d'un futur système public et accessible.

C.M.

Quels sont les besoins de la population les plus criants en matière de santé ?

K.M.

Les populations affectées par les crises au Liban ont des vulnérabilités multiples et alarmantes : logements insalubres, décrochage scolaire, violence conjugale, malnutrition, ... Les besoins primaires augmentent quotidiennement. Une grande partie des personnes résidant sur le sol libanais vit sous le seuil de la pauvreté.

Le système sanitaire, privé, est inabordable pour les populations les plus marginalisées. Les structures publiques sont insuffisantes voire inexistantes, particulièrement dans les régions libanaises les plus isolées. Aller voir un médecin généraliste, se faire hospitaliser, se procurer un médicament essentiel : tout est inaccessible pour ces populations. Sur le plan sanitaire, on constate notamment des besoins en termes materno-infantiles mais aussi chez les patients vivant avec des maladies chroniques et les personnes en situation de handicap.

Le mouvement de solidarité initié par Amel rassemble des centaines de volontaires. Avec le soutien de nos partenaires, nous luttons contre l'exclusion, agissons pour que des milliers de personnes (sur)vivent. Notre approche nous permet d'apporter une réponse holistique. Dans le domaine de la santé, elle inclut notamment une prise en charge des consultations, des médicaments, des tests de diagnostic, des équipements pour les personnes à mobilité réduite, des campagnes de vaccination, …

C.M.

Qu'en est-il des centres de santé primaire que le ministère dit vouloir développer ? Quelle est leur efficacité en matière de prévention et d'accès aux services de santé pour tous ?

K.M.

Dans les années '80, j'ai fait partie de celles et ceux qui ont mis en avant ce modèle de santé de proximité. A cette époque, les politiques publiques tardaient à se traduire en actions concrètes. Amel a fait partie des entités pionnières qui ont œuvré à la mise en place de centres de santé primaire. L'association contribue maintenant à la coordination d'un réseau des centres de santé primaire, avec ses partenaires nationaux et internationaux, sous la supervision du Ministère de la santé publique.

Cette approche de santé communautaire, au plus près des populations affectées, alliant prévention et traitement, est pour moi l'outil le plus efficace afin d'assurer non seulement une approche accessible et abordable mais aussi sans discrimination. Ce sont des dizaines de milliers de personnes, libanaises, réfugiées et migrantes qui, chaque mois, ont ainsi accès à des soins de santé de qualité.

C.M.

Quelles relations avez-vous avec les grandes ONG médicales internationales? Sur quels financements pouvez-vous compter ?

K.M.

Amel s'est créée avec le soutien actif d'associations de solidarité internationale. Plusieurs ONG médicales internationales, telles que Médecins du Monde et Médecins Sans Frontières, ont initié leurs actions au Liban via

Amel. C›est en travaillant en complémentarité et en partenariat avec celles-ci, mais aussi avec Première Urgence Internationale et Medico International, ainsi que les agences des Nations Unies, qu'Amel montre, par la pratique, que les associations locales assurent effectivement un accès à la santé pour tous et toutes au Liban.

Ces coopérations sont rendues possibles par des centaines de volontaires qui, chez nous et chez nos partenaires, travaillent sans relâche avec toutes les populations les plus vulnérables au Liban. Le soutien de bailleurs internationaux publics et privés nous permet d'avoir les ressources afin de mettre en place effectivement ces réponses, en temps de crise. En phase de développement, ce sont les contributions des membres de la communauté et des patients qui assurent 50 % de nos ressources. Le mouvement de solidarité qu'Amel incarne, par ses actions de terrain, existe ainsi à tous les niveaux: individuel et collectif, local, national, régional et international.

Notes

1 Voir Dr. K. Mohanna. F. Gawagy, « L'état de la protection sociale après la guerre », *Les Cahiers du Cermoc*, n° 5, *Médecins et protection sociale dans le monde arabe*, Beyrouth, 1993 ; Brigitte Curmi, « Les associations de type "ONG" dans le domaine de la santé au Liban : un service public pris en charge par le privé », in Elisabeth Longuenesse (dir.), *Santé, médecine et société dans le monde arabe,* L'Harmattan/ Maison de l'Orient méditerranéen, Paris/Lyon, 1995, pp. 199-217. Ainsi que l'article d'Abdallah Muhieddine dans ce numéro.

Sahar Aurore Saeidnia

Chercheuse Ifpo, collaboratrice scientifique ULB-REPI/OMAM

Le gouvernement de la santé dans la République islamique d'Iran entre fragmentation, intermédiation et internationalisation

Résumé

La gestion de l'épidémie de Covid-19 dans la République islamique d'Iran est révélatrice de deux dynamiques qui, au-delà du contexte de crise politique et sanitaire propre à la pandémie, caractérisent le gouvernement de la santé depuis 1979 : contrairement à l'idée d'un État autoritaire isolé et centralisé, elle montre que l'action publique en santé dans la République islamique d'Iran relève d'une configuration conflictuelle d'acteurs interdépendants dits publics, privés, étatiques, non-étatiques, locaux et internationaux. En effet, le secteur de la santé en Iran n'échappe pas aux circulations transnationales de normes, de marchandises et d'acteurs.

Abstract

The management of the Covid-19 epidemic in the Islamic Republic of Iran highlights dynamics that, far from being specific to the context of the pandemic or international sanctions, have characterised the government of health in the Islamic Republic of Iran since the 1979 Revolution. Contrary to the idea of an isolated and centralised authoritarian State, it shows that public action in health in the Islamic Republic of Iran is the result of a conflictual configuration of interdependent public, private, State, non-State, local, and international players.

Qom, Iran, février 2020. La République islamique d'Iran, traversée par des mobilisations sociales et politiques croissantes[1], contrainte par des sanctions internationales et une instabilité économique sans précédent, fait face à sa première crise sanitaire. La ville sainte chiite, épicentre de l'épidémie de Covid-19 dans le pays, connaît une augmentation critique du nombre de malades. Médecins et élus municipaux contestent publiquement la minimisation de la pandémie par le ministère de la Santé. Ce dernier appelle tous les « bienfaiteurs » iraniens à se mobiliser dans ce qu'il appelle la « guerre sacrée contre le virus », de préférence via des dons en ligne sur les comptes de l'une des principales fondations du régime, le Comité de secours de l'Imam Khomeini (CSIM). Avec ces fonds, cette institution parapublique aide les plus démunis à acheter masques et gels désinfectants, tandis que le Programme des Nations Unies pour le développement (PNUD) accueille des patients dans ses cliniques situées dans des quartiers populaires.

Le gouvernement du président Rouhani instaure le 25 février 2020 un État-major national de lutte contre le Coronavirus (*setâd melli mobârezeh bâ corona*), dirigé par Said Namaki, alors ministre de la Santé[2]. Deux semaines plus tard, le guide Ali Khamenei déclare, face à ce qu'il définit comme une menace de « guerre biologique », la mise en place d'un centre pour la santé et le traitement du coronavirus (*qarârgâh behdâshti va darmâni moqâbeleh bâ corona*), dirigé par le chef d'État-major des armées. Ce dernier annonce le 12 mars 2020 la fermeture des magasins et la mise en place d'une quarantaine stricte à partir du lendemain. Annonce contredite dans la foulée par le président Rouhani qui déclare que les grandes surfaces et les boulangeries resteront ouvertes.

Ces difficultés de coordination d'une réponse nationale face au virus ne sont pas étonnantes pour qui suit la vie politique iranienne depuis l'avènement de la République islamique d'Iran en 1979. Elles débordent par ailleurs les chicanes institutionnelles divisant l'appareil gouvernemental. Sur le terrain également, les différentes organisations politiques, sociales et religieuses (mairies, associations religieuses de quartier, factions politiques, ONG ou encore fondations révolutionnaires) s'organisent à leurs échelles et mobilisent toutes sortes de ressources. Ainsi à Mashad, des jeunes filles accueillies par l'association Hamdam produisent 400 masques par jour, notamment pour le personnel médical qui intervient dans son centre de santé. À Divandareh au Kurdistan, le conseil municipal organise un appel au don de ses habitants pour acheter des produits désinfectants, des masques et équipements médicaux[3]. Au Sistan-Balouchistan, l'une des provinces les plus pauvres et marginalisées du pays, un centre de santé fait appel à l'Iranian

American Medical Association pour financer des distributeurs d'eau. Cette même association, en collaboration avec cinq autres organisations basées aux États-Unis et le soutien financier de « philanthropes » irano-américains, distribue pour 1,5 million de dollars d'équipements médicaux (appareils respiratoires, équipements de protection, scanners) répartis entre soixante-douze hôpitaux et centres médicaux[4].

Parallèlement à la multiplication d'initiatives formelles et informelles portées par des organisations politiques, des associations locales, des réseaux diasporiques ou de simples individus, des mobilisations et protestations critiquent, dès les premiers mois de l'épidémie, la gestion gouvernementale de la crise sanitaire. À titre d'exemple, en mai 2020 des infirmières travaillant dans un hôpital de la province du Guilan – particulièrement touchée par la pandémie – se réunissent devant le ministère de la Santé à Téhéran pour dénoncer leurs conditions d'emploi ; le 16 juillet, à Behbahan dans la province du Khouzistan, des manifestants scandent « à bas le régime des mollah » ; ou encore, le 26 juillet, un groupe de sous-traitants du ministère de la Santé proteste devant le Parlement et exige de meilleures conditions de travail[5]. Différentes mobilisations rythment les premiers mois de la pandémie contre les conséquences économiques, sociales et politiques du confinement (augmentation du taux de chômage, appauvrissement des ménages suite à la perte d'emploi ou la maladie, absence de protection sociale notamment pour les travailleurs dits informels), ainsi que les conditions de travail dans le secteur de la santé (multiplication de contrats courts, faibles salaires, couvertures sociales insuffisantes). Ces voix s'élèvent aussi, plus largement, contre l'aggravation de la crise économique et des inégalités sociales, ainsi que la répression des mobilisations politiques et sociales qui s'intensifient depuis 2017.

Autrement dit, la gestion de l'épidémie dans le pays donne à voir des conflits de cadrage et de répartition des responsabilités à tous les niveaux. On pourrait penser que ces conflits, mobilisations et interventions multiples résultent principalement du contexte de crise sanitaire. Or, et c'est l'hypothèse qui travaille cet article, ces dynamiques sont loin d'être spécifiques au contexte de la pandémie, ni de la crise économique ou des sanctions internationales qui contraignent notamment l'importation de matériel médical[6]. Si elles s'intensifient avec la crise sanitaire, elles caractérisent plus généralement le gouvernement de la santé dans un régime qui se réclame de l'État-providence – *Dolat refâh* en persan – depuis la Révolution de 1979. Il ne s'agit donc pas ici d'ignorer le fait que la crise sanitaire inédite provoquée par le Covid-19 a bousculé les modes de fonctionnement routinier des acteurs des politiques sociales en Iran – cela nécessite d'être documenté et analysé par ailleurs –, mais d'étudier comment la « crise sanitaire » participe *aussi* à la normalisation de pratiques du « bien » et de réseaux de transactions locaux, nationaux et transnationaux entre acteurs du « bien » qui dé-différencient ces deux temporalités[7]. Aussi, dans une perspective de sociologie de l'action publique et dans la continuité des approches qui suggèrent de dépasser la temporalité de la crise et les analyses en termes de faillite ou d'exceptionnalité qui y sont arrimées[8], cet article appréhende la pandémie comme révélatrice de trois logiques qui ont historiquement organisé le gouvernement de la santé en Iran – pays qualifié « en crises » politiques, sociales, financières ou encore économiques depuis des décennies. Premièrement, loin d'être centralisé, le système de santé repose sur l'intervention d'une pluralité d'acteurs intermédiaires et de pratiques du « *bien* »[9] qui organisent et financent de manière routinière l'accès aux soins en Iran : l'action publique en santé dans la République islamique d'Iran est fragmentée et éclatée[10]. Deuxièmement, elle relève d'une configuration conflictuelle de dispositifs et d'acteurs interdépendants dits publics, privés, étatiques, non-étatiques, locaux *et* internationaux. En effet, le secteur de la santé en Iran n'échappe pas aux circulations transnationales de normes, de marchandises et d'acteurs : en ce sens, l'analyse du gouvernement de la santé appelle à dépasser le « *nationalisme méthodologique* » et le « *statocentrisme* »[11] dominant dans l'analyse des politiques publiques en Iran pour regarder comment celles-ci se produisent, *aussi*, au carrefour de circulations transnationales de normes et d'acteurs[12]. Le cas iranien s'avère ainsi un observatoire particulièrement stimulant pour questionner les logiques qui organisent « *le faire de l'État* »[13] social dans des contextes qui n'ont « *jamais eu les ressources du Welfare state keynésien* »[14].

L'État-providence de la République islamique d'Iran : un universalisme fragmenté

Il est nécessaire d'introduire ce premier point en revenant rapidement sur la trajectoire de l'État social iranien avant et après 1979, afin de mettre en lumière les différentes conceptions de prise en charge du social qui se sont progressivement construites comme légitimes. Parler ici d'État social, c'est faire référence à une institutionnalisation de la solidarité et de reconnaissance des droits sociaux, ainsi qu'une mise en œuvre par des acteurs publics, semi-publics ou privés sous la tutelle de l'État. A la question « jusqu'où remonter ? », la plupart des travaux[15] s'accordent pour marquer le début de la construction de l'État social iranien en 1907, période connue sous le nom de la révolution constitutionnelle, en raison des mobilisations qui ont amené la monarchie Qajar à autoriser la création d'un parlement et la rédaction d'une constitution. Cette période est marquée par le développement du droit et des politiques publiques dans de nombreux domaines : les premières lois de décentralisation sont votées pendant ces années, de même que les premières lois dites sociales[16].

Les législations en matière sociale se multiplient ensuite tout au long du XXe siècle, au rythme des mobilisations sociales et des changement politiques. Pour n'en citer que quelques-unes : en 1922 la *Civil Service Law* établit des échelles de salaires, l'âge de la retraite et un fonds de pension pour les employés du public ; à partir de 1931 est mis en place un système d'assurance sociale contributif, d'abord pour les ouvriers du ministère des Routes travaillant à la construction du Trans-Iran Railway, puis en 1933 pour tous les ouvriers des usines et mines étatiques ; entre 1949 et 1951 sont votées les premières lois qui couvrent les travailleurs iraniens des grandes entreprises privées ; en 1974 les lois d'assurance sociale pour les travailleurs manuels sont centralisées dans l'organisme de la sécurité sociale et la loi de la sécurité sociale de 1975 étend la couverture sociale aux salariés urbains du privé, tandis que des adhésions volontaires sont proposées aux travailleurs libéraux. Autrement dit, le modèle social iranien pendant cette période fonctionne de manière corporatiste. Il reste centré sur l'emploi dit formel et les structures professionnelles. Les Iraniens qui n'y sont pas intégrés ont recours à des réseaux d'entraide parallèles, via les coopératives, les réseaux familiaux, les institutions religieuses, les institutions de charité, ou encore les associations de quartier tenues alors par des notables locaux.

L'avènement de la République islamique d'Iran renforce cette organisation configurationnelle de l'action publique. En effet, bien que le nouveau régime issu de la Révolution de 1979 – aussi appelée république des « opprimés » (*mostazafân*) – revendique une conception plus inclusive de la protection sociale (assurance sociale universelle versus modèle corporatiste), la prise en charge des vulnérabilités et risques sociaux reste en pratique éclatée. La nouvelle constitution présente certes la sécurité sociale comme un droit social universel dérivé des droits de l'homme, dont la responsabilité incombe principalement à l'État-providence (*dolat refâh)* : sept articles sont par exemple dédiés à ces enjeux, dans lesquels les termes « services gratuits », « pour tous », « droit universel », « responsabilité de l'État », « plein emploi » sont récurrents, laissant entendre que les pouvoirs publics doivent jouer un rôle central dans l'accès à la protection sociale (sur la santé voir les articles 3, 29, 43). Cependant, en pratique, le système social postrévolutionnaire hérite du modèle corporatiste du Shah, tout en lui ajoutant un ensemble d'institutions parallèles dirigées vers les segments de la population qui en étaient exclus. Sont aussi mises en place des institutions indépendantes, telles que le Comité d'aide de l'Imam Khomeini, créé notamment après avoir absorbé des organisations de charité privées associées au bazar qui aidaient financièrement les familles de prisonniers. Par ailleurs, la constitution laisse l'importante question des sources de financement des politiques sociales ouvertes, tout en actant le fait que celui-ci doit reposer sur des partenariats avec le secteur privé[17].

Ce fonctionnement configurationnel de l'action publique est particulièrement saillant dans le secteur de la santé[18]. Aujourd'hui, il existe trois dispositifs de sécurité sociale portés par les organisations suivantes :

- L'organisme de sécurité sociale, qui couvre les employés du secteur privé, les indépendants et tous les contributeurs volontaires, ainsi que leurs familles (soit environ 37 millions de personnes, qui cotisent simultanément pour la retraite et le chômage) ;
- L'organisme d'assurance médicale, qui intègre cinq fonds : le fonds pour les employés du secteur public, le fonds pour les indépendants, le fonds pour les résidents des villes et villages de moins de 20000 habitants, – depuis 2014 – le fonds universel pour toutes les personnes n'ayant pas de couverture santé, le fonds pour certaines catégories de populations (blessés de guerre, invalides, étudiants, etc.) ;
- Et, enfin, l'organisme d'assurance et des services médicaux des forces armées.

À ces trois grands dispositifs s'ajoutent des caisses professionnelles qui s'adressent uniquement à leurs employés – parfois aussi leurs familles (on en compte dix-sept aujourd'hui dont l'Organisme de santé de l'industrie pétrolière), ainsi que des assurances privées à souscription volontaire. Enfin, il existe de nombreuses organisations « *paraétatiques* »[19], telles que le Comité de secours de l'Imam Khomeini, et associatives, qui proposent des programmes d'assistance aux populations qui restent exclues de ces dispositifs de protection sociale, mais aussi à celles qui, bien que couvertes, n'ont pas les ressources économiques suffisantes pour prendre en charge les coûts réels des soins[20].

L'organisation contemporaine de la protection sociale en matière de santé résulte donc de multiples réformes qui se sont succédé dès les années 1930, avec, à partir des années 1980, plusieurs dispositifs visant à mettre en place une couverture universelle de santé[21]. Cependant, si les politiques publiques en matière de santé se sont concentrées sur l'augmentation de la population couverte par un dispositif assurantiel, les questions relatives au coût des soins et à la prise en charge des services médicaux ont été négligées. Aussi, malgré une couverture santé de plus 90 % de la population aujourd'hui, les inégalités sociales[22], économiques[23] et territoriales[24] face à la santé restent criantes[25]. En effet, bien que l'offre de soins primaires, secondaires et tertiaires se soit structurée sous la tutelle de ce qui est aujourd'hui le ministère de la Santé et de l'Éducation médicale, il n'existe pas de couverture de soins universelle et également pris en charge par les différentes couvertures santé. Ainsi, alors que plusieurs centres de soins primaires sont accessibles aux populations les plus défavorisées, l'accès aux spécialistes et aux soins qui impliquent une hospitalisation reste pratiquement impossible, ou implique un important endettement et appauvrissement pour la majorité d'entre elles[26]. Les dépenses de santé « *catastrophiques* »[27] affectent plus sévèrement les personnes aux faibles revenus, habitant les provinces périphérisées. Par exemple, en 2013, les chiffres indiquent une fluctuation territoriale entre 6 et 24 % de la population affectée par ce type de dépense, et entre 2 et 11 % de la population pour qui les soins de santé ont signifié un appauvrissement[28]. Ces inégalités se sont aggravées pendant la pandémie : le journal municipal de Téhéran *Hamshahri* annonce ainsi que les dépenses médicales engagées depuis mars 2020, la perte d'emploi ou la réduction de l'activité professionnelle, le coût financier de certains médicaments, auraient entrainé plus d'un million d'Iraniens sous le seuil de pauvreté[29].

Autrement dit, les politiques de santé mises en œuvre depuis 1979 ne suffisent pas à répondre aux fortes inégalités territoriales et sociales qui traversent la société iranienne contemporaine, rendant nécessaire la souscription à des assurances privées, la mise en œuvre de programmes d'assistance ou encore la mobilisation d'aides alternatives auprès d'institutions de charité, de fondations religieuses, d'ONG locales et d'acteurs privés, à l'instar d'autres pays de la région[30].

L'action publique en matière de santé : une configuration conflictuelle d'acteurs interdépendants

Qu'est-ce que cette configuration nous dit plus généralement du gouvernement de la santé et des logiques qui organisent « le faire de l'État » dans la République islamique d'Iran ? L'éclatement de l'action publique en matière de santé peut être, d'une part, lue au prisme d'un désengagement de l'État et de politiques de libéralisation qui ont aussi façonné les politiques sociales en Iran ces dernières décennies. Ainsi, à partir des années 1990, à la suite d'une décennie de guerre avec l'Irak, la crise économique et sociale qui touche le pays (chute des cours du pétrole, embargo sur le commerce et interdiction du crédit dus aux sanctions internationales) conduit à l'adoption de politiques de réduction des dépenses publiques et de privatisation. Le chômage augmente et la pluriactivité ainsi que le travail informel se développent[31]. En 2011, malgré un taux d'inflation en augmentation continue (15 %) et un important taux de chômage (15 % de la population active et plus de 30 % chez les jeunes), les subventions étatiques pour l'essence, l'électricité et les biens alimentaires de première nécessité sont fortement réduites voire supprimées. Avec le renforcement des sanctions économiques à partir de 2016, qui accélère l'inflation, la dévaluation de la monnaie et les restrictions d'importations de matériel et médicaments, le coût de la santé augmente pour les familles iraniennes. Aussi, l'offre de soins repose-t-elle aujourd'hui sur une pluralité de pratiques telles qu'une collecte informelle au sein d'un cercle religieux de bienfaitrices de la ville sainte de Qom pour financer l'opération d'une « nécessiteuse », le financement par des notables locaux d'une clinique à bas coût au rez-de-chaussée d'une mosquée d'un quartier ouest de Téhéran, ou encore l'organisation de galas et foires de charité à Téhéran, Londres et Los Angeles pour financer le fonctionnement d'ONG médicales.

Une grande partie de ces acteurs qui interviennent dans la prise en charge de la santé au nom du « bien » est fortement associée aux nouvelles institutions politiques créées après la Révolution de 1979. C'est par exemple le cas du Comité de secours de l'Imam Khomeini, une fondation, créée la même année, dite philanthropique et de charité, dépendant à 50 % de l'État iranien pour le financement de ses activités. Particulièrement active pendant la guerre Iran-Irak, la fondation est encore aujourd'hui un acteur central dans la politique sociale du régime. Ses bureaux maillent l'ensemble du territoire iranien et permettent l'accès à une couverture et des soins de santé à plusieurs millions d'Iraniens[32] (mais aussi des publics internationaux : en Somalie, en Afghanistan, en Palestine et en Bosnie-Herzégovine). On peut également évoquer l'ONG Mahak, créée en 1991, pour aider les enfants atteints de cancer et leurs familles, et dont les liens avec les institutions publiques sont moins évidents. Ancrée dans toutes les provinces du pays et ayant des liens avec des institutions et associations internationales, elle déclare en effet avoir pris en charge plus de 23000 enfants malades de « *toute nationalité, religion, ethnicité* » grâce aux seuls financements de « *bienfaiteurs individuels et des programmes de soutien d'entreprise* »[33]. Cependant, la construction de leur hôpital à Téhéran s'est faite avec le soutien de la mairie et ses équipes travaillent régulièrement avec d'autres établissements médicaux publics.

D'autre part, au-delà du contexte de crise sanitaire, économique et politique, le gouvernement de la santé en Iran montre également le rôle central des intermédiaires dans l'ordinaire du faire de l'État, contrairement à l'idée d'un encadrement centralisé des dispositifs d'action publique ou d'un contrôle total des initiatives associatives en contexte autoritaire. L'action publique en matière de santé est le lieu de conflits réguliers autour de la définition des « zones » de compétence et des responsabilités entre une pluralité d'acteurs qui se présentent comme légitimes pour y intervenir[34]. Ce n'est qu'à partir de ce cadrage que l'on peut pleinement comprendre comment une malade du cancer du sein (enquêtée rencontrée à Téhéran en 2018, employée, 45 ans) mobilise sa famille, son voisinage ou encore des ONG pour financer ses soins insuffisamment pris en charge par la sécurité sociale, tout en exigeant de l'État une plus grande couverture santé. En effet, ces différents acteurs forment l'ordinaire de l'action publique en matière de santé, qu'ils s'agissent des médecins des structures hospitalières qui réfèrent leurs patients auprès d'associations pouvant accompagner financièrement leur prise en charge médicale, aux réseaux familiaux ou de voisinages qui se mobilisent pour compenser la perte de revenus en passant par les bureaucrates des fondations parapubliques qui évaluent le degré de vulnérabilité – et partant le droit à accéder à des aides – des requérants.

Cet élément invite à rediscuter le paradigme rentier, lequel serait, selon certains travaux, au cœur des modes autoritaires d'exercice du pouvoir, et l'action sociale un simple outil de soft power destiné à contrôler la société[35]. Comme plusieurs travaux l'ont souligné, l'analyse fonctionnaliste de la trajectoire iranienne et du rôle de la rente est simplificatrice. En effet, si l'économie iranienne est particulièrement dépendante des revenus pétroliers (environ un tiers du budget de l'État[36]), la rente est loin de garantir la paix sociale[37]. Par ailleurs, la vie politique iranienne ne peut être réduite à un monopole d'un parti unique ou dominant ; elle se caractérise par l'absence de consensus sur les normes définissant qui a le droit de participer à la vie publique locale iranienne et selon quelles modalités[38]. Dans le secteur de la santé, la rente n'épuise pas les ressources qui circulent entre la pluralité des acteurs qui s'y rencontrent. Ainsi, pour Kevan Harris, la prise en charge du social « fragmentée » et concurrentielle est révélatrice de la compétition au sein des élites (locales et nationales). Il rappelle qu'aucun consensus sur ce que devraient être les politiques sociales n'a été obtenu parmi les parlementaires du nouveau régime, et ce malgré les longs débats. C'est ce qui explique que le partage des responsabilités entre les acteurs publics, semi-publics et privés n'est pas défini dans l'article 43 de la constitution (ce qui laisse la place à des politiques très différentes). Par ailleurs, les conflits intra-élites, ne s'étant jamais institutionnalisés dans des structures politiques organisées, ont fortement contribué à la multiplication d'institutions parallèles de gouvernance[39]. Il ne s'agit pas ici de nier le rôle que les politiques sociales de la période postrévolutionnaire ont joué dans la consolidation et la légitimation de la République islamique, mais de rappeler qu'elles ont aussi été un lieu de mobilisation populaire pour contraindre les élites. Autrement dit, dans ce contexte, loin de produire simplement de l'allégeance politique, l'investissement de la rente est conflictuel et contesté à de nombreuses échelles, comme en témoignent les constantes mobilisations sociales qui rythment la vie politique iranienne depuis 1979[40]. Et ces conflits font partie de l'ordinaire de la vie politique en Iran[41]. C'est en ce sens que l'on peut dire que l'investissement des politiques sociales par une pluralité d'acteurs s'y est construit comme un mode de participation à la vie publique et politique, qui est également façonnée par des circulations transnationales de normes et acteurs.

La fabrique transnationale de l'action publique en matière de santé en Iran : l'exemple des transidentités

Le contexte de crise sanitaire qu'a entraîné la pandémie de Covid-19 est particulièrement propice à l'étude des phénomènes de normalisation de pratiques dérogatoires et de chaines transnationales de transactions[42] dans le secteur de la santé. À cet égard, si la pandémie a accru la pression sur un système de santé déjà vulnérable (en particulier depuis le retour des sanctions américaines), elle a aussi donné lieu à des situations d'aubaine qui ont permis d'utiliser la catastrophe sanitaire pour appeler à l'assistance extérieure au nom d'une « morale humanitaire ». Bien plus encore, la pandémie a révélé l'insertion de l'Iran dans des réseaux de transactions transnationales d'acteurs, de biens et de ressources. On peut citer par exemple les circulations de médicaments via les valises de voyageurs venant des États-Unis ou d'Europe, les accords avec la Chine ou la Russie, ou encore la vente de vaccins nationaux en Afghanistan. Cependant, ces dynamiques ne sont pas spécifiques au contexte de crise sanitaire. Au contraire, elles débordent la temporalité de la pandémie et sont au cœur du fonctionnement de l'action publique en matière de santé en Iran : en attestent les nombreuses relations entre acteurs de la santé en Iran et organisations internationales (à l'instar de Mahak), la présence d'ONG médicales internationales sur le territoire iranien, l'influence de l'OMS dans le développement de la protection sociale en Iran, les partenariats universitaires transnationaux, ainsi que les continuels échanges entre médecins et experts sanitaires dans la région.

Le cas de la médicalisation des « personnes trans » iraniennes (incluant l'ensemble des personnes qui ne se reconnaissent pas dans l'identité de genre qui leur a été assignée à leur naissance, qu'elles s'engagent ou non dans un processus de réassignation sexuelle) est particulièrement révélateur de l'imbrication de dynamiques nationales et transnationales dans la production de l'action publique en matière de santé dans la République islamique d'Iran. La médicalisation des « personnes trans » soulève de nombreux enjeux relatifs aux inégalités d'accès aux soins, à la marchandisation de la santé, aux violences médicales et aux discriminations économiques et sociales, ou encore aux différentes sources juridiques participant à la production normative du genre[43]. Je m'appuie dans ce dernier point sur une recherche en cours sur les logiques transnationales qui participent à la standardisation médicale des opérations de changement de sexe.

Dans un pays où les rapports sexuels entre personnes de même sexe sont passibles de la peine de mort, où l'activisme en faveur des droits LGBTQI+ est interdit, une personne trans peut, depuis 1986, s'engager dans un processus médical de réassignation sexuelle et changer d'état civil, avec le soutien financier de l'État. Le point de départ de cette légalisation est une *fatwa* de l'imam Khomeini en réponse à la mobilisation d'une militante trans, Maryam Khatoon Molkara[44]. Dans cette *fatwa*, Khomeini s'appuie non seulement sur des sources religieuses mais aussi sur des expertises médicales pour établir que la « transsexualité » relève d'une pathologie de l'identité de genre d'ordre psychiatrique[45]. Depuis, la prise en charge par les organismes d'assurance et d'assistance sociale des personnes trans s'est entièrement déployée autour de la médicalisation du trouble dans le genre. Qu'il s'agisse de l'Organisation iranienne de médecine légale, du Comité d'aide de l'Imam, ou de la Sécurité sociale, l'approche médicale domine la prise en charge des personnes trans en Iran.

Or cette médicalisation n'est pas uniquement étayée par des préceptes relatifs à la morale islamique : elle repose aussi, en Iran, sur la mobilisation de classifications et de protocoles qui sont les mêmes que ceux utilisés au Canada, aux États-Unis, et en Europe. En se basant sur les *Diagnostic and Statistical Manual of Mental Disorder* de l'Association américaine de psychiatrie (DSM-5), la classification internationale des maladies de l'Organisation mondiale de la santé (CIM-11) ou encore les guides de la *World Professional Association for Transgender Health*, les juristes religieux, les médecins et les psychiatres iraniens mobilisent principalement des normes médicales internationales dans leurs évaluations, diagnostics et prises en charge de la « transsexualité ». Ainsi, l'Institut de psychiatrie de Téhéran et l'Organisation iranienne de médecine légale s'appuient sur la catégorie médicale de « trouble de l'identité de genre » (aujourd'hui renommé « dysphorie de genre ») pour organiser la prise en charge médicale de ces « transitions » mais aussi l'autorisation du changement de nom et de sexe sur l'état civil, ou encore le développement d'aides financières pour accompagner les patients[46]. Le champ médical de la prise en charge des personnes trans s'est tellement développé que l'Iran est devenu, malgré les sanctions internationales, un hub régional pour les opérations de changement de sexe (2ème destination après la Thaïlande). Endocrinologues et chirurgiens, agents touristiques, experts médicaux, ou encore interprètes parlant arabe et anglais s'organisent même aujourd'hui dans des plateformes dédiées au tourisme médical en Iran, telles que l'*Iranian Surgery* ou *Godmediran*.

Autrement dit, être une personne trans iranienne ne se joue qu'en partie dans le pays : la prise en charge médicale de la « dysphorie de genre » dans la République islamique résulte en effet à la fois d'un nationalisme sexuel instituant un ordre social national hétéronormé[47], et de circulations transnationales de normes médicales sur la fluidité des identités de genre. Autrement dit, être une personne trans iranienne, c'est déjà être transnational. C'est par exemple une catégorie travaillée par des circulations de professionnels médicaux, comme les chirurgiens vedettes de la plateforme touristique *Iranian Surgery*, formés à Paris. C'est aussi être acteur des réseaux militants transnationaux, par exemple en participant aux workshops organisés par l'ONG irano-canadienne *Iranian Queer Railways* pour les réfugiés LGBTQI+ en Turquie. Enfin, cette catégorie est aussi façonnée par des expériences migratoires, notamment de réfugiés au Canada, d'où ils organisent des réseaux militants à destination des personnes trans iraniennes. Le parcours entre Téhéran et Toronto de la militante trans Shaya Goldoust en est une illustration exemplaire : cette femme trans iranienne de 35 ans vit aujourd'hui à Vancouver, au Canada. Avant d'obtenir, en Iran, l'autorisation de l'Organisation iranienne de médecine légale en juin 2012 pour engager une chirurgie de réassignation sexuelle nécessaire pour changer d'état civil, elle a suivi pendant plusieurs années une procédure médicale : durant des mois, elle a rencontré des psychologues, médecins généralistes et psychiatres qui l'ont auscultée et testée (prise de sang, urine, questionnaire) et lui ont suggéré un éventail de traitements psychiatriques et médicamenteux (thérapie cognitive comportementale dont la méditation et la participation à un groupe de parole, thérapies de conversion, thérapies hormonales, etc.), avant de conclure à la chirurgie. L'équipe médicale mobilisée (regroupant aussi des chirurgiens, des urologues, et des endocrinologues) a ainsi essayé d'identifier si son désir pour les hommes et son rapport à son corps étaient pérennes. La validation par ce conseil scientifique est nécessaire pour qui souhaite pouvoir poursuivre sa transition et bénéficier d'aides financières pour les opérations mais aussi les traitements hormonaux et autre médicaments nécessaires. Ces aides, qui peuvent prendre la forme d'une prise en charge par l'assurance santé, ou un prêt du Comité d'aide de l'Imam Khomeini, ne sont toutefois pas suffisantes pour prendre en charge tous les soins qu'impliquent les procédures de changement de sexe (ces coûts varient par ailleurs fortement entre médecins, types de procédures, de suivis, etc.)[48]. Trois années après sa transition, Shaya quitte l'Iran pour la Turquie, où elle vit dans l'attente d'une décision d'asile pendant quatre ans et demi. Depuis son arrivée à Vancouver, elle poursuit son activité militante pour les LGBTQI+ iraniens. Elle anime plusieurs plateformes d'information sur les réseaux sociaux et une émission en persan intitulée « I am a trans » pour la principale radio queer en persan au monde, *Ranginkaman* – Arc-en-ciel. Elle y invite des personnes trans iraniennes qui partagent leurs expériences de transition médicale ou non-hormonée et sans opération, parlent de leurs parcours de santé sexuelle ou encore des problèmes rencontrés dans le cadre de leurs parcours migratoires (difficultés financières, liens familiaux et amicaux avec l'Iran, relations avec les Iraniens de la diaspora, etc.).

Conclusion

Le cas du gouvernement de la santé en Iran invite à réfléchir aux rapports États/société dans des contextes autoritaires et dits « en crise », en prenant au sérieux la fragmentation, l'intermédiation et l'internationalisation au cœur des dispositifs d'État. Loin du modèle beveridgien supposant un contrôle étatique unifié des politiques sociales, l'action publique en matière de santé dans la République islamique d'Iran s'est organisée autour d'une configuration conflictuelle d'initiatives et de dispositifs. En ce sens, il constitue un observatoire stimulant pour dépasser les analyses en termes d'« État failli », de « crise étatique », d'exceptionnalité, de *path dependency*, de privatisation de l'État ou de transition politique. Et il invite à réfléchir aux transformations contemporaines du fait étatique au prisme des processus mêmes de définition et de répartition de responsabilités, et à partir de l'« éclatement » de l'action publique, la « fragmentation organisationnelle », les circulations de normes de gouvernement, et les conflits sociaux permanents qui l'organisent.

Notes

1 Clément Therme, « Le virus de la crise en République islamique », *Études*, n° 7-8, 2020, pp. 21-32.

2 Maziyar Ghiabi, "Mutual Aid and Solidarity in Iran during the COVID-19 Pandemic", *Middle East Report Online*, 2020.
3 Cf. « Tolid ruzâneh 300 mâs tavasot dokhtarân moa'sese kheyrie hamdam Mashhad », Téhéran, *The Islamic Republic News Agency*, 01/03/2020 ; « Khayer ahal Divândareh yek milliard riâl barâye moqâbele bâ viru corona komak kard », Téhéran, *The Islamic Republic News Agency*, 14/03/2020.
4 Les détails de la collecte sont disponibles via le bulletin de l'association (dernière consultation le 15 janvier 2024) : https://www.iama.org/images//pdf/2022_Fall_bulletin-compressed.pdf
5 Cf. « Tajamo' parastâtân keshvar moqâbel hozeh liâsat qoveh qazâyi », Téhéran, *Iran Labour News Agency*, 11/08/2021 ; « Barpâyi tajamo' e'terâzi dar Behbân be raqam shadid amniati », Londres, *BBC*, 16/07/2020 ; « Tajamo' nirouhâye sherkati vezârat behdâsht moqâbel majles », Téhéran, *Donia Eqtesâd*, 26/07/2020.
6 Sima Shakhsari, "Voices from the Middle East: Doctors, COVID-19 Patients and Dilemmas of Treatment under. Sanctions in Iran", *Middle East Report Online*, 2020.
7 Thierry Balzacq & al., "Security Practices" in Robert A. Denemark (ed.), *International Studies Encyclopedia (ISA Compendium)*, Oxford: Blackwell Publishing, 2010.
8 Stephan Elbe, "Should HIV/AIDS Be Securitized? The Ethical Dilemmas of Linking HIV/AIDS and Security", *International Studies Quarterly*, volume 50, n° 1, 2006, pp. 119–144 ; Jane Roitman, "*Anti-Crisis* : penser avec et contre les crises ?", *Critique internationale*, volume 85, n° 4, 2019, pp. 107–121.
9 Cette formulation invite à interroger l'ensemble des pratiques de mobilisation de soi et des autres pour le « bien », et de gouvernement de soi et des autres par le « bien », in Laura Ruiz de Elvira, Sahar Aurore Saeidnia, *Les mondes de la bien-faisance. Les pratiques du bien au prisme des sciences sociales*, Paris, CNRS Éditions, 2021.
10 Philippe Bezes & Patrick Le Lidec, « Politiques de l'organisation », *Revue française de science* politique, volume 66, n° 3, pp. 407-33.
11 Dumitru Speranta, « Qu'est-ce que le nationalisme méthodologique ? Essai de typologie », *Raisons politiques*, volume 54, n° 2, 2014, pp. 9-22.
12 Cet article mobilise des données recueillies pendant mes recherches menées depuis 2008 sur le gouvernement des quartiers en Iran et depuis 2017 sur les politiques de santé dans la République islamique d'Iran. Il s'appuie sur un corpus comprenant des entretiens avec des médecins, des élus locaux, des patients, des travailleurs associatifs ou encore des militants associatifs ainsi que des observations d'interactions entre les multiples acteurs qui organisent au quotidien l'offre de soins de santé. Je remercie vivement Rosanna Sestito, Marine Poirier et Layla Baamara pour leurs généreux échanges et précieux retours qui ont nourri la rédaction de cet article.
13 Jean Leca, « L'Etat entre *politics*, *policies* et *polity*. Où peut-on sortir du triangle des Bermudes ? », *Gouvernement et action publique*, volume 1, n° 1, 2012, pp. 59-82.
14 Aradhana Sharma & Akhil Gupta, *The Anthropology of the State: A Reader*, Chicester, Blackwell, 2006, p. 20.
15 Kevan Harris, *A Social Revolution: Politics and the Welfare State in Iran*, Oakland, UCP, 2017 ; Reza Dehnavieh, & al., "Future Trends of the Primary Healthcare System in Iran: A Qualitative Study", *International Journal of Preventive Medicine*, 2019, volume 10, n° 8.
16 Ainsi en 1908 la première loi organise le transfert et le partage de la retraite des fonctionnaires décédés en plein contexte révolutionnaire de 1907 entre membres vivants de la famille du défunt.
17 Article 29 de la Constitution de 1979.
18 Bazyar & al., "What are the potential advantages and disadvantages of merging health insurance funds? A qualitative policy analysis from Iran", *BMC Public Health*, 2020, volume 20, n° 1315.
19 Kevan Harris, « The Rise of the Subcontractor State: Politics of Pseudo-Privatization in the Islamic Republic of Iran », *International Journal of Middle East Studies*, volume 45, n° 1, 2013, pp. 45-70.
20 Sur ce sujet : Nassrin Eftekhari & al., "Health and Socioeconomic Status of Female-Headed Households: Support Policies and Programs", *Statistical Research and Training Center*, Tehran, 2014. Il existe aussi une recension en cours des associations de « bienfaisance » :

https://atlas.kheir.ir/
21 Mohammad Meskarpour Amiri & Ali Mehrabi Tavana, "Successful implementation of general health policies in the Islamic Republic of Iran: barriers and mechanisms", *East Mediterranean Health Journal*, 2018, volume 24, n° 2, pp. 1127–1134.
22 Rosanna Sestito, « Politique de planification familiale, pratiques de stérilisation et hiérarchisation sociale en Iran », *Genre, sexualité & société*, Hors-série n° 4, 2023.
23 Zahra Kavosi, & al., "Inequality in household catastrophic health care expenditure in a low-income society of Iran", *Arab Health Policy and Planning*, 2012, n° 27, pp. 613–623; Mahmood Messkoub, "Constitutionalism, Modernisation and Islamisation: The Political Economy of Social Policy in Iran", *Social policy in the Middle East: economic, political, and gender dynamics*, Houndmills, Palgrave, 2006, pp. 190-220.
24 Mohammad Movahedi & al., "Trends and geographical inequalities of the main health indicators for rural Iran", *Health Policy and Planning*, 2009, n° 24, pp. 229–237.
25 Pour une analyse approfondie et contextualisée de ces politiques de santé voir les travaux de Rosanna Sestito, « Les "naissances glamour " en Iran : l'augmentation de l'accouchement par césarienne entre institutions médicales et pratiques quotidiennes », thèse en préparation à l'Université Paris Nanterre, sous la direction de Carole Brugeilles et de Lucia Direnberger (LEGS).
26 Le rapport publié le 29 octobre 2019 « Maximum Pressure" US Economic Sanctions Harm Iranians' Right to Health », évalue cette augmentation à 18,8 % pour l'année 2018, cf. https://www.hrw.org/report/2019/10/29/maximum-pressure/us-economic-sanctions-harm-iranians-right-health (consulté le 10 décembre 2019). Voir aussi Masoumeh Qarakhani, "Social Policy and State Capacity in Iran: Health and Education Policy from 1981-2009", *The Journal of Sociology & Social Welfare*, 2014, volume 41, n° 3.
27 L'Organisation mondiale de la santé fait ainsi référence au montant de paiements pour des services de santé supérieur à 40 % du revenu disponible du ménage après satisfaction des besoins de subsistance.
28 Zhaled Abdi & al., "Developing a framework for the monitoring and evaluation of the Health Transformation Plan in the Islamic Republic of Iran: lessons learned", East Mediterranean Health Journal, 2019, volume 25, n° 6, pp. 394-405.
29 Arash Naseresfahani, « Negah-yé Terhani-ha bé Korona », *Hamshahri*, 07/03/2020.
30 Sylvia Chiffoleau, *Genèse de la santé publique internationale : De la peste d'Orient à l'OMS*, Rennes, Presses universitaires de Rennes, 2019 ; Samer Jabbour & al., *Public Health in the Arab World*, Cambridge, Cambridge UP, 2012.
31 Arash Keshavarzian, *Bazaar and State in Iran: The Politics of the Tehran Marketplace*, Cambridge, Cambridge University Press, 2007.
32 Il est difficile de trouver le nombre total de bénéficiaires, et des aides ciblées sur la santé. Par exemple deux rapports chiffrent à 2 millions en 2014 (*Universal Health Coverage in Iran*, Observatory Report of Islamic Republic of Iran's National Institute of Health Research, Téhéran, 2014) et à 7 millions en 2017 (Shohreh Tasdighi, "Enhancing Employers' Involvement in Social Protection Policy Debate International Training Centre of the ILO - Country Paper on Iran's Social Security System", 2017, Turino.
33 https://mahak-charity.org/ consulté le 12/10/2020.
34 Kevan Harris, *op.cit.*, 2017 ; Homa, Hoodfar, "Health as a Context for Social and Gender Activism: Female Volunteer Health Workers in Iran", *Population and Development Review*, volume 36, n° 3, 2010, pp. 487-510.
35 Raymond Hinnebusch, "Toward a Historical Sociology of State Formation in the Middle East", *Middle East Critique*, volume 19, n° 3, 2010, pp. 201216.
36 https://iranprimer.usip.org/blog/2020/apr/22/iran%E2%80%99s-oil-prices-plummet, consulté le 10/01/2024.
37 Assef Bayat, *Social Movements, Activism, and Social Development in the Middle East*, Geneva, United Nations Research - Institute for Social Development, 2000.
38 Sahar Aurore Saeidnia, *Faire avec les contraintes : l'expérience du politique des conseillers de quartier de Téhéran*, thèse de doctorant, Paris, 2016.
39 Kevan Harris, *opus cit.*, 2017.
40 Myriam Catusse & al, *L'Etat face aux débordements du social au Maghreb : formation, travail*

et protection sociale, Paris, Karthala, 2010 ; Timothy Mitchell, *Carbon Democracy. Le pouvoir politique à l'ère du pétrole*, Paris, La Découverte, 2013.

41 Arang Keshavarzian, "Contestation Without Democracy: Elite Fragmentation in Iran", in *Authoritarianism in the Middle East: Regimes and Resistance*, Boulder, Lynne Rienner Publishers, 2005, pp. 63-88 ; Sahar Aurore Saeidnia, « L'ordinaire de la critique à Téhéran. Les politiques de loisirs dans les quartiers iraniens ou les ressorts paradoxaux du gouvernement par la morale », *Sociétés contemporaines*, volume 125, n° 1, 2022, pp. 35-60.

42 Florence, Weber, « Transactions marchandes, échanges rituels, relations personnelles », *Genèses*, volume 41, n° 4, 2000, pp. 85-107.

43 Mahdis Sadeghipouya, « Des femmes trans sans domicile fixe à Téhéran engagées dans le travail du sexe : des trajectoires d'*outsiders* », *Genre, sexualité & société*, Hors-série n° 4, 2023.

44 Zara Saeidzadeh, "Transsexuality in Contemporary Iran: Legal and Social Misrecognition", *Feminist Legal Studies*, n° 24, 2016, pp. 249–272. La fatwa de l'imam Khomeyni a été publiée pour la première fois en 1967 puis confirmée en 1982.

45 Afsaneh Najmabadi, *Professing Selves: Transsexuality and Same-Sex Desire in Contemporary Iran*, Durham, Duke University Press, 2013.

46 Fatemeh Javaheri, "A study of transsexuality in Iran", *Iranian Studies*, n° 43, 2010, pp. 365-377.

47 Lucia Direnberger, « Faire naître une nation moderne. Genre, orientalisme et hétéronationalisme en Iran au 19e siècle », *Raisons politiques*, volume 69, n° 1, 2018, pp. 101-127.

48 Voir l'ouvrage de Najmabadi, *op. cit.*, 2013.

Giovannipaolo Ferrari

Université de Salerne, DISUFF et Université de Lille, CeRIES

Le Service National de Santé italien. Leçons tirées de la pandémie de Covid-19[1]

Résumé

Cette contribution examine les leçons que l'Italie peut tirer de la pandémie de Covid-19 et de l'état d'urgence sanitaire qu'elle a déclenché. Nous nous concentrons en particulier sur certaines leçons concernant le Service National de Santé italien (SSN) et la politique sanitaire qu'il serait possible et opportun de mettre en place, grâce également aux fonds du plan de relance de l'Union européenne (Next Generation EU). Les leçons peuvent être résumées dans les points suivants : la valeur d'un service de santé universaliste ; le dépassement de la transition épidémiologique, vers un modèle de services territoriaux et de prévention ; contre l'autonomie différenciée et pour un régionalisme responsable et solidaire.

Abstract

This contribution examines the lessons that Italy can draw from the Covid-19 pandemic and the state of health emergency it triggered. We specifically focus on some lessons regarding the Italian National Health Service (SSN) and healthcare policy that could be implemented, possibly with the use of the European Recovery Fund (Next Generation EU). The lessons can be identified in the following points: the value of a universal healthcare service, the transition from epidemiological transition towards a model of territorial services and prevention, and against differentiated autonomy in favor of responsible and solidary regionalism.

Au début de la pandémie de Covid-19 en Italie, lors du premier confinement (février 2020-mai 2020), enfermés dans nos habitations en raison des restrictions du premier décret du gouvernement présidé par Giuseppe Conte, nous nous sentions impuissants face à cette « *catastrophe cosmique* » qui a vu la vie quotidienne de l'ensemble de la population mondiale être bouleversée et qui a provoqué un changement social d'envergure historique[2]. La région de Lombardie, alors considérée comme ayant le meilleur système régional de santé en Italie, connaissait un tiers des cas positifs et près de la moitié des décès en Italie à la fin de l'été 2020, ainsi qu'un taux de mortalité de 7,5 %, comparé au 4,2 % en Émilie-Romagne et 1,2 % en Vénétie.

Avec quelques collègues, nous avons alors créé une webradio, *Radio Covid*[3], où nous avons cherché à proposer un espace au sein duquel les chercheurs italiens en sciences sociales pouvaient exprimer leurs points de vue. Lors d'un épisode intitulé « *Santé, bien-être et Covid-19* », Guido Giarelli[4], invité de notre émission, a exposé les difficultés qui sont rapidement apparues dans le nord de l'Italie, durement touché par la pandémie. Notre engagement dans ce projet s'est concrétisé par la publication d'un livre, *Covid-19. Un changement social historique*[5], enrichi par une préface de Michael Burawoy[6], dans lequel Guido Giarelli a systématisé sa réflexion dans un chapitre intitulé « Trois leçons que la pandémie nous a apprises pour notre Service National de Santé »[7]. De nombreuses autres contributions ont enrichi un débat animé sur l'avenir du *Service National de Santé (Servizio Sanitario Nazionale,* SSN) en Italie[8]. À la fin (ou au début, selon les points de vue) de ce parcours, la *Section de Sociologie de la Santé et de la Médecine* de l'*Association Italienne de Sociologie* (AIS-SSM) a produit le *Livre blanc. Le Service National de Santé et la pandémie de Covid-19. Problèmes et propositions*[9]. Avec cette publication, la SSM s'est appropriée le concept de sociologie publique forgé par les classiques et remis au goût du jour par Michael Burawoy[10] lui-même.

Dans ce cadre et dans la continuité de ces propositions, le présent article interroge les leçons que l'on peut tirer de la pandémie de Covid-19 et de l'état d'urgence sanitaire qu'elle a déclenché pour sauver le SSN italien et les politiques sanitaires du système de santé, toujours majoritairement public. À travers cette contribution, nous souhaitons ainsi attirer l'attention de la communauté scientifique francophone sur l'effervescence du débat quant à l'avenir du SSN italien, ravivé soudainement grâce à l'urgence sanitaire.

Structure du système de santé italien

Le contexte institutionnel-organisationnel de la santé en Italie

En 1978, avec la réforme de la santé qui a établi le SSN par la loi n°833, l'Italie devient pleinement un pays européen possédant un système de santé de type solidariste. Le SSN est basé sur les principes fondamentaux déjà consacrés par l'article 32 de la Constitution italienne de 1948, à savoir l'universalité, l'égalité et l'équité. Ainsi, le SSN résout la dialectique entre l'autorité de l'État et la liberté des citoyens, en consacrant le droit à la santé comme un droit fondamental de la personne, mais en même temps, comme un intérêt de la collectivité.

En termes de prestations de santé, cette réforme a marqué l'extension des services de santé à l'ensemble de la population italienne, ainsi que leur gratuité. Un droit, donc, à double face qui respecte les libertés individuelles tout en étant garanti, dans son aspect collectif-solidariste.

Dans les années 1990, on constate un besoin croissant de ressources financières pour soutenir le fonctionnement du SSN. Avec les décrets de réorganisation de 1992-1993 et de 1999 (réforme Bindi), le pouvoir des régions est renforcé et une gestion managériale est introduite afin de garantir à tous les citoyens des niveaux uniformes et essentiels d'assistance ainsi que des prestations appropriées, assurées par les régions à travers des agences de santé et la programmation. Les *Unités Sanitaires Locales* (Unità Sanitaria Locale, USL) deviennent des agences de santé avec une autonomie organisationnelle (Azienda Sanitaria Locale)[11]. L'article 117 de la loi n° 3 de 2001 (réforme du Titre V de la Constitution) redéfinit les compétences de l'État et des régions en matière de santé. L'État a une compétence exclusive pour la prophylaxie internationale, détermine les niveaux essentiels de prestations concernant les droits civils et sociaux qui doivent être garantis sur le territoire national et les principes fondamentaux dans les domaines de compétence concurrents. Chaque région assure les services d'assistance médicale et hospitalière. Depuis 2001, les accords entre l'État et les régions sont l'instrument avec lequel l'assistance publique en Italie est définie.

Les régions sont donc identifiées comme le centre de l'organisation et de la gestion des services de santé, tandis que l'État est responsable des actes d'orientation et de coordination générale. Ce dernier a pour mission d'assurer la planification de la politique de santé, d'établir les *Niveaux Essentiels d'Assistance Sanitaire* (*Livelli Essenziali di Assistenza*, LEA) et de financer le SSN. D'un autre côté, les régions ont pour mission de redistribuer aux ASL sur leur territoire les fonds provenant du gouvernement central. De plus, elles identifient les besoins de santé à satisfaire et définissent les niveaux de service et la politique des investissements.

Cependant, cette dévolution, au cours des années 2000, coïncide avec la crise des finances publiques et la succession d'interventions financières correctives continues, représentant, surtout après 2008, une occasion de conflit voire de confrontation ouverte entre l'État et les régions.

Par ailleurs, le principe de la coopération qui lie l'État et les régions dans l'administration du SSN voit, avec le temps, une évolution des rôles respectifs ; de plus en plus faible pour le premier (aussi en raison des choix faits par les gouvernements de centre-droit) et un rôle de plus en plus fort pour les secondes (souvent en fonction du pouvoir économique et politique de certaines d'entre elles)[12].

Une norme complexe se concrétise ainsi sous la forme d'une interdépendance à géométrie variable entre les différents niveaux institutionnels, avec des implications importantes sur la protection effective de la santé et, en particulier, sur la garantie des LEA. En 2017, tous les *Services de Santé Régionaux* (SSR) assurent les LEA à leurs citoyens, à l'exception de la Calabre et de la Campanie qui apparaissent non-conformes en raison du non-respect de certains paramètres tels que l'assistance résidentielle pour les personnes âgées ou la réalisation de dépistages au sein de la population. Parmi les SSR conformes, le niveau de garantie des LEA varie, avec le Piémont, la Vénétie et l'Émilie-Romagne offrant le maximum de services, tandis que la Sicile, le Molise et les Pouilles en offrent le minimum[13].

Organisation en trois piliers de la santé

Le rapport public-privé est ainsi devenu un élément incontournable des politiques de santé en Italie, se développant dans la division classique en trois piliers de la santé : les services de santé publics, le système complémentaire et le secteur privé.

Le premier de ces piliers garantit la prestation d'une variété de services de santé, identifiés par les LEA. Ces soins de base (LEA) comprennent des soins gratuits dispensés dans les centres de santé ou les hôpitaux publics ou privés conventionnés : les soins de médecine générale, les soins de pédiatrie, les soins liés à la maternité, l'hospitalisation, la prescription de médicaments.

Les services non-couverts par le SSN sont pris en charge par les « fonds de santé complémentaires » (deuxième pilier) par le biais du remboursement aux adhérents des dépenses engagées pour des services hors LEA (soins considérés comme non-essentiels tels que, par exemple, les soins dentaires, ophtalmologistes, kinésithérapie, etc.)[14]. Ces prestations (consultations de spécialistes) ne sont que partiellement prises en charge par les centres de santé (hôpitaux publics, cabinets en ville, cliniques privées etc.). Cette prise en charge peut être plus importante, voire totale, pour certains patients, par exemple, en raison de leurs faibles ressources, de leur appartenance à une catégorie particulière, ou s'ils sont atteints d'une maladie chronique. Cela crée un cadre dans lequel le SSN joue un rôle prédominant, conformément au droit à la santé, consacré par l'article 32 de la Constitution italienne, tout en étant complété par un système mutualiste qui garantit aux adhérents, moyennant le paiement de cotisations, une couverture financière pour une série de services considérés comme non-essentiels mais complémentaires.

Enfin, les citoyens ont la liberté de recourir au secteur privé de santé et de souscrire à des assurances privées (troisième pilier).

Dérégulations paradoxales du système

Le système complémentaire joue un rôle de remplacement, entrant en concurrence avec le système de santé public. En raison d'une réglementation incomplète et fragmentée, se crée un régime de « dérégulation ».

D'une part, la réglementation prévoit que, compte tenu de leur intérêt social marqué, les Fonds de Santé Complémentaire (FSI) soient des entités à but non-lucratif ; d'autre part, elle prescrit qu'ils ne peuvent consacrer que 20 % de leurs ressources à la couverture de services complémentaires, réservant les 80 % restants à des services de remplacement, c'est-à-dire des traitements déjà disponibles auprès du SSN. Une prévision réglementaire singulière, étant donné qu'étant à but non-lucratif, ils bénéficient d'un régime fiscal différencié.

Cela contribue à expliquer la croissance constante que ce secteur connaît ces dernières années : aujourd'hui, il existe 322 fonds, contre environ 30 en 1995, avec un nombre d'adhérents passant de 1 million à 12,5 millions actuellement. On constate que 2 % d'entre eux ont une fonction exclusivement complémentaire ; au contraire, la quasi-totalité consacre environ 70 % de ses ressources disponibles au remboursement de services de remplacement, qui sont en grande partie fournis par des structures privées, en vertu d'accords conclus par les fonds eux-mêmes. Ainsi, nous assistons à la dérive d'un secteur, prévu réglementairement comme à but non-lucratif, vers des zones polluées par la logique du profit. La question du financement du système complémentaire, souvent vanté comme la solution pour sauver la santé publique, risque en réalité de détruire progressivement le SSN public italien, en plus de générer des inégalités sociales croissantes et de promouvoir des formes de consumérisme en matière de santé. En effet, parler de manière générale du deuxième pilier comme « système complémentaire » constitue « *une ambiguïté terminologique* »[15]. Une stratégie médiatique de plus en plus insistante repose sur une prétendue corrélation entre le manque de financement public du SSN, l'augmentation des dépenses familiales, les difficultés d'accès aux services de santé et l'abandon des soins d'une part, et l'expansion du système complémentaire présentée comme la seule solution pour sauver le SSN de l'autre.

La nécessité d'une réglementation plus adéquate, capable de distinguer les différentes missions du « deuxième pilier », semble donc désormais incontournable. Les deux principaux effets secondaires de ce paradoxe sont donc l'augmentation des inégalités sociales et l'incitation à une plus grande consommation de soins.

Le premier effet secondaire est le résultat du paradoxe selon lequel, dans une période marquée par le sous-financement progressif du SSN et la rareté croissante des ressources publiques, ce sont les avantages fiscaux des fonds de santé qui sont financés, plutôt que l'augmentation des ressources pour la santé publique, ce qui crée un effet de redistribution négative pour les catégories sociales les plus défavorisées qui n'ont pas la possibilité de s'inscrire à un fonds de santé complémentaire quelconque et ne peuvent donc pas contourner les véritables difficultés d'accès aux soins découlant des inefficacités du système public (par exemple, les longues listes d'attente, les tarifs trop élevés).

Le deuxième effet secondaire est le résultat de la multiplication des prestations inappropriées et de la surutilisation du SSN due au surdiagnostic et aux surtraitements dans les établissements de santé privés conventionnés, favorisée par les fonds de santé en raison de la plus grande facilité et rapidité d'accès aux prestations, du choix plus large, du paiement au professionnel de santé et à la structure.

Ce niveau problématique de la relation public-privé concerne les structures de santé privées qui, en Italie, sont principalement accréditées et contractualisées avec le SSN, ce qui signifie qu'au lieu d'opérer en totalité ou en partie sur le marché libre[16], elles sont en fait financées par des fonds publics, qui sont drainés des structures publiques, qu'elles devraient compléter, mais qui les remplacent souvent dans la réalité. Étant donné que ces structures privées distribuent ensuite des bénéfices à leurs actionnaires ou propriétaires selon la logique du profit, il devient alors clair que le secteur public finance ces profits privés.

Un autre niveau problématique de la relation public-privé est de nature professionnelle et concerne le problème de l'exclusivité pour les médecins exerçant dans le cadre du SSN. Au cours des deux dernières décennies, du fait du sous-financement de la santé publique et du gel des embauches, de nombreux médecins ont trouvé plus avantageux ou simplement nécessaire de passer à la santé privée, en profitant de la possibilité d'effectuer des prestations libérales à la fois dans le secteur public et dans des structures privées, conventionnées ou non.

L'importance d'un système de soins de santé universel comme le SSN italien ou le système français se révèle précisément dans des moments tels qu'une pandémie mondiale, où nous comprenons que le postulat fondamental qui le sous-tend est simplement l'idée de la santé individuelle en tant que « droit social » et de la santé publique en tant que « bien commun », et non comme des « marchandises » à acheter et à vendre. Ma santé dépend de la vôtre, et vice versa, dans une réciprocité vitale que les néolibéraux n'ont pas comprise ou font semblant de ne pas comprendre.

Le cas lombard comme catalyseur de la « catastrophe cosmique »

L'importance d'un système de soins de santé universel

Revenant ici à la distinction utilisée par Guido Giarelli[17], une « première leçon » peut être tirée de l'expérience de *catastrophe cosmique* du Covid-19 dans le contexte italien. L'existence d'un SSN public, universel et gratuit, accessible à tous, a garanti aux citoyens l'accès à l'hospitalisation. Même dans cette circonstance, malgré des retards dans les décisions, des erreurs indéniables et des lacunes évidentes, la réforme du SSN, que l'on peut considérer comme la plus grande réforme réalisée après la Seconde Guerre mondiale en Italie, s'est avérée être un précieux bien commun, permettant la mise en œuvre de mesures d'urgence.

Les lacunes ont donc été largement le résultat du sous-financement constant auquel le SSN italien a été soumis, en particulier depuis 2010[18], avec une réduction importante des dépenses de santé publique qui a pesé sur le personnel salarié (par exemple, avec le gel des embauches et des contrats nationaux), sur les soins médicaux généraux et sur les soins pharmaceutiques conventionnés[19]. Une tentative de correction de ce sous-financement, dont les conséquences ont été payées pendant la crise sanitaire, a été effectuée par des initiatives temporaires visant à embaucher de nouveaux personnels médicaux et infirmiers, ainsi que par des allocations de fonds d'urgence pour l'achat de matériel et d'équipements médicaux indispensables qui faisaient défaut.

Ces actions étaient dictées par la situation chaotique et l'urgence, ainsi que par la nécessité pour les politiques nationales et régionales de réagir en offrant des réponses immédiates à la population. Une situation qui a rapidement dégénéré, en premier lieu, dans les hôpitaux du nord de l'Italie et en Lombardie, la région la plus touchée par le Covid-19 au cours de la tragique et dévastatrice « première phase » (février 2020-juin 2020). Les choix d'austérité, inspirés par les politiques néolibérales mises en œuvre depuis 2007, ont eu comme conséquences des dépenses pour la santé pesant directement sur les familles.

Le cas de la région lombarde

La Lombardie a été l'une des régions les plus durement touchées par le Covid-19, oscillant entre une attitude de décharge institutionnelle des responsabilités de l'État face aux lacunes dans la gestion de l'urgence en vertu de la législation en vigueur, et la revendication d'une plus grande autonomie dans les choix politiques à faire face à la propagation croissante du virus pour légitimer le non-respect régional des directives gouvernementales.

Pendant la première vague de Covid-19, entre mars et mai 2020, ainsi que lors des vagues suivantes, elle a constamment été au centre de l'attention du public national et international, en tant que région la plus touchée du pays. Cette attention est compréhensible pour différentes raisons, notamment la réputation et la spécificité du « modèle » sanitaire lombard. Région italienne la plus riche et la plus peuplée, elle était initialement considérée comme étant la mieux préparée à affronter le choc de la pandémie, compte tenu de la prétendue « excellence » de son système hospitalier[20].

Elle a pourtant été fortement touchée par le Covid-19, ce qui a suscité un débat sur la spécificité lombarde. On s'est demandé si des facteurs structurels dans l'organisation du SSR pouvaient expliquer ces chiffres, du fait du modèle de « quasi-marché » adopté, et de son caractère hybride public-privé, inspiré d'expériences anglo-saxonnes comme les réformes du *National Health Service* anglais des années 1980[21]. Ce modèle vise à combiner les avantages de la concurrence du marché tout en corrigeant les défauts du marché par l'État. Cette approche permet aux structures publiques de concurrencer les acteurs privés sur un marché réglementé, en offrant au citoyen la possibilité de choisir ses soins de santé.

Le SSR en Lombardie a rapidement été confronté à une crise, en raison de la fragmentation du système d'intervention, de la discontinuité des parcours hôpital-territoire, et du déséquilibre excessif en faveur de la composante hospitalière. Deux points cruciaux sont à souligner : d'une part, l'autorisation, en pleine crise, du transfert de patients des hôpitaux vers les EHPAD, qui a accéléré la propagation du virus ; d'autre part, le blocage des admissions à l'hôpital pour les personnes âgées hospitalisées en EHPAD, aboutissant à un manque de soins appropriés et à l'abandon des personnes âgées dans les structures résidentielles. Ces problèmes ont été aggravés par les erreurs et les lacunes de l'administration régionale lombarde, soulignant les risques de délégation totale de la gestion de la pandémie à une région qui a montré des failles, surtout en dehors de l'hôpital[22].

En Lombardie, les événements récents ont ainsi mis en lumière la fragilité d'un système de santé qui, tout en visant l'excellence hospitalière, a négligé la construction d'une relation synergique entre l'hôpital et le territoire, reléguant les soins territoriaux au second plan. L'impact significatif de la contagion sur les taux de mortalité et la capacité de développer des stratégies de traitement moins axées sur l'hôpital est indéniable.

L'approche centrée sur l'hôpital, la faiblesse du réseau territorial et le manque de coordination entre les hôpitaux ont aggravé la crise, entraînant l'effondrement du système hospitalier et transformant les hôpitaux en foyers de contagion. La nécessaire « reconversion » du modèle lombard vers le territoire est un processus complexe qui risque d'introduire des changements marginaux sans repenser les bases réglementaires du système de santé, fondées sur des logiques de concurrence et de fragmentation des acteurs, exposées pendant l'urgence. Cela souligne la nécessité de reconsidérer la fonction régulatrice régionale, en évitant une interprétation de pur contrôle. Si elle ne réévalue pas son approche, la région pourrait perdre son rôle central dans la gestion du réseau de services de santé. Proposer une vision de la programmation régionale intégrée, participative et impliquant tous les acteurs locaux semble être une voie souhaitable pour éviter les erreurs passées.

Leçons tirées de la pandémie

Une alternative à l'autonomie différenciée

La première leçon que nous pouvons ainsi tirer de la pandémie de Covid-19 concerne la relation entre l'État central et les régions apparue tout au long de la gestion de la pandémie, en particulier dans la phase aiguë de l'urgence. Les divergences et les accusations mutuelles qui ont parfois dégénéré en véritables conflits institutionnels entre l'État central et certaines régions comme la Lombardie, le Piémont, la Vénétie, les Marches et la Campanie, ont montré au grand public à quel point cette relation peut se détériorer si elle n'est pas correctement configurée.

Cette détérioration est le résultat d'un long processus d'évolution législative et procédurale. Tout a commencé avec l'article 32 de la Constitution italienne, qui reconnaît la santé comme un droit confié à la protection des pouvoirs publics. Ce droit a émergé laborieusement à travers de nombreuses décisions de la Cour constitutionnelle, affirmant le principe de « collaboration loyale » entre l'État et les régions dans la protection de la santé des citoyens.

Ce processus a conduit à l'établissement de la *Conférence permanente pour les relations entre l'État, les régions et les provinces autonomes*. Cette conférence est devenue la seule instance institutionnelle chargée de résoudre les problèmes résultant de la concurrence de compétences entre l'État et les régions.

Le résultat réside dans la transformation en une véritable rivalité institutionnelle entre l'État central d'un côté et les régions de l'autre, et entre les différentes régions elles-mêmes, en particulier après l'émergence progressive de la demande d'une « autonomie différenciée » de la part de deux d'entre elles (Lombardie et Vénétie) puis de sept autres (Émilie-Romagne, Piémont, Ligurie, Toscane, Marches, Ombrie et Campanie, bien que de manière plus atténuée), c'est-à-dire l'attribution de formes renforcées d'autonomie à ces régions à statut ordinaire dans les matières attribuées par l'article 117 de la Constitution révisée à la législation concurrente, notamment la protection de la santé.

Face aux limites et dérives d'une autonomie différenciée, un régionalisme en lien avec l'État central, responsable et solidaire peut représenter une alternative valide.

Vers un avenir de santé durable : mise en avant des services territoriaux et de la prévention

La deuxième leçon que les politiques de santé peuvent tirer du Covid-19 concerne une donnée épidémiologique significative : sur la base de la « *transition épidémiologique* »[23] qui aurait caractérisé les sociétés post-industrielles depuis environ un demi-siècle, nous serions maintenant passés de la prévalence des maladies infectieuses et aiguës à celle des maladies chronico-dégénératives (cancers, cardiovasculaires), entrant donc dans ce que S. Jay

Olshansky et A. Brian Ault ont appelé « *la quatrième étape de la transition épidémiologique : l'ère des maladies dégénératives retardées* »[24]. C'est seulement aujourd'hui que nous nous rendons compte que « *l'ère des grandes épidémies* » n'était pas un souvenir lointain, car en réalité, si l'on observe l'évolution historique des grandes pandémies de peste, de choléra, de variole, de typhus, de tuberculose, de grippe, etc.[25], on découvre qu'elles se répètent cycliquement, principalement en raison de virus zoonotiques, c'est-à-dire d'infections inter-espèces, passant des animaux à l'homme.

Si une réflexion plus générale, que nous ne pouvons pas aborder ici, sur la signification de cette cyclicité devrait être entreprise en profondeur sur le plan épidémiologique (et au-delà), nous souhaitons nous concentrer sur la phase initiale d'une pandémie, car c'est dans cette phase de l'éclosion, qui précède la pleine reconnaissance[26], que se joue en grande partie son évolution ultérieure. En effet, à ce stade, la population tend à ignorer les signaux indiquant qu'il se passe quelque chose d'étrange par désir de réassurance ou par intérêt économique, seule l'accélération de la contagion et de la mortalité poussera vers leur reconnaissance. C'est à ce stade qu'il devient crucial, si nous voulons apprendre à mieux vivre avec les pandémies périodiques actuelles et futures, d'intégrer cette nouvelle composante émergente de la santé publique appelée « *public health management* »[27], c'est-à-dire la détection (idéalement précoce) des événements sanitaires critiques au moment où ils se produisent, afin de diffuser l'information nécessaire pour préparer l'urgence et sensibiliser l'opinion publique aux mesures préventives à prendre.

Il est clair que cela n'est possible que si l'on dispose d'un réseau adéquat de services de santé locaux et de professionnels de la santé et du social (médecins généralistes, infirmières de famille et communautaires, sage-femmes communautaires, travailleurs sociaux, auxiliaires de santé, pharmaciens, etc.), capables d'agir en tant que canaux de communication bidirectionnelle entre le système de santé et la population, en détectant ces événements critiques rapidement et en diffusant ensuite l'information nécessaire. Ce réseau devient également essentiel pour disposer de soins de santé primaires capables de filtrer de manière appropriée les hospitalisations d'urgence lorsque cela est vraiment nécessaire, sans surcharger inutilement les unités de soins intensifs.

Tout cela a notamment fait défaut dans le « *cas lombard* », qui est le résultat de réformes régionales de la santé d'inspiration néolibérale – la « réforme Formigoni »[28] et aussi, même si c'était de manière plus ambiguë et compliquée, la « réforme Maroni »[29] – qui ont littéralement détruit la médecine de premier recours et les services de prévention, en misant tout sur la logique des grands hôpitaux d'excellence, en grande partie privés. Il est nécessaire de dépasser cette logique centrée sur l'hôpital, selon laquelle on se rend aux urgences pour des problèmes même non-aigus qui pourraient très bien être traités par le médecin généraliste, entraînant de fait une surcharge des services d'urgence et des unités de soins intensifs. Il est donc inutile de construire de nouveaux hôpitaux coûteux comme ceux proposés par Guido Bertolaso[30] à la *Foire de Milan* et à *Civitanova Marche*. Ce qui est de plus en plus nécessaire, c'est de renforcer les soins primaires au niveau des districts, c'est-à-dire les médecins généralistes, en raison de leur rôle fondamental de filtre et d'orientation de la demande de soins de santé des citoyens ; les maisons de santé avec des services de soins à domicile, de prévention et de rééducation sur le terrain ; les petits hôpitaux communautaires gérés par des infirmières. Il faut également s'efforcer d'intégrer véritablement l'hôpital et le territoire au sein d'un système unique géré par les Agences de Santé Locales (ASL), différencié en fonction du concept d'intensité des soins, de telle sorte que le patient soit pris en charge jusqu'à un certain niveau de gravité par les soins de santé primaires, et qu'il soit envoyé vers les soins de santé hospitaliers secondaires uniquement en cas d'aggravation, de manière à ne pas surcharger inutilement les services de soins intensifs.

Conclusion

La gestion de la pandémie de Covid-19 en Lombardie a donc avant tout montré l'impraticabilité et les risques réels que comporte la demande d'autonomie différenciée, du moins en ce qui concerne les urgences sanitaires.

Toutefois, pour aller plus loin, et souhaitant intégrer les enseignements que le SSN italien devrait tirer de la *catastrophe cosmique* du Covid-19, la section AIS-SSM, dans les conclusions du *Livre blanc* déjà mentionné, a défini quatre principes directeurs qui devraient être pris en compte pour la reprise du SSN italien et pour faire face aux distorsions que notre analyse a mis en évidence. Ces quatre directives devraient constituer une véritable « boussole » pour le redressement du SSN italien et représentent la contribution de la sociologie de la santé italienne au débat en cours dans le pays, dans l'esprit constructif d'une sociologie publique éthiquement engagée pour l'amélioration du bien-être de la collectivité et de ses institutions. Ayant participé, dès le début, à ce débat et partageant la même approche épistémologique et les mêmes conclusions, nous les adoptons en cherchant à les opérationnaliser par rapport à notre analyse et en explorant dans ces lignes directrices ou axes d'action des perspectives d'analyse et d'intervention[31].

Un Service de Santé National universaliste : égalité, équité et personnalisation

Malgré plus de quarante ans d'existence du SSN, le système de santé italien présente d'importantes inégalités en raison de choix institutionnels et de politiques sanitaires divergentes. Initialement axé sur un « universalisme fort » dans les années 1980, visant à garantir l'égalité d'accès aux ressources, le processus de régionalisation dans les années 1990 et 2000 a entravé cette homogénéisation. Une quatrième phase émerge, caractérisée par un « universalisme réduit ou suffisant », éloignant le système des principes fondamentaux du SSN[32]. La pandémie de Covid-19 a aggravé la situation avec des risques accrus de pauvreté et de chômage, accentuant les inégalités sociales[33]. Le retard de l'Italie dans les politiques d'égalité en matière de santé est attribué à la pauvreté culturelle des gouvernements, qui privilégie le débat éthique plutôt que la prise en compte des données[34].

Centralité du citoyen individuel et associé

Malgré la définition de l'OMS de 1948, qui conçoit la santé comme un état de « *complet bien-être physique, mental et social* »[35], la médecine continue d'être influencée par le *paradigme biomédical*, axé sur l'absence de maladie. Cette approche persiste avec son ontologisation, externalisation et individualisation de la maladie, et représente une barrière culturelle dans le SSN italien, et même au-delà.

Le concept de « *salutogenèse* »[36] offre une alternative révolutionnaire. Il remet en question l'ontologisation de la maladie, la considérant comme un processus dynamique lié à la compréhension incorporée des facteurs. La maladie n'est plus une attaque extérieure, mais le résultat d'un déséquilibre géré par la résilience individuelle. La santé devient un continuum entre bien-être et malaise, nécessitant la co-production entre le citoyen et les professionnels de la santé.

La résistance des professionnels émerge de la nécessité de redéfinir leur rôle, passant de détenteurs exclusifs à des tuteurs et des coachs du malade. La co-production n'implique pas seulement la dimension individuelle mais imprègne également l'organisation des services de santé. La résistance découle également de la nécessité d'adopter une approche empathique et collaborative, reconnaissant et valorisant les réseaux sociaux du citoyen. La *salutogenèse* offre une opportunité de réorientation culturelle, nécessitant le dépassement des résistances culturelles et professionnelles.

Un système de santé communautaire : pour un régionalisme responsable et solidaire

L'article 32 de la Constitution reconnaît la santé comme un « *droit fondamental de l'individu et un intérêt de la collectivité* ». Cette référence constitutionnelle ouvre la voie à une interprétation des services de santé comme des « *biens communs* »[37], nécessitant une responsabilité partagée envers les générations futures.

La perspective communautaire exige une révision des politiques de santé, dépassant l'individualisme et considérant le bien-être comme une responsabilité collective. La santé en tant que bien commun implique des services communautaires qui répondent aux besoins de toutes les générations et garantissent la durabilité à long terme du système de santé. La santé en tant que bien commun souligne la nécessité de considérer certains biens essentiels en dehors de la logique du marché, protégés comme biens collectifs réglementés par la loi. Cette perspective implique une révision des structures sanitaires vers une approche communautaire, favorisant la participation et la gestion à la base.

Pour une intégration territoriale et socio-sanitaire dans le cadre d'un SSN en réseau

Il est nécessaire de dépasser la centralité hospitalière dans le SSN en construisant un système de santé en réseau, intégrant l'hôpital et le territoire. Pour atteindre cet objectif, l'importance d'une restructuration des services de soins primaires territoriaux et hospitaliers est soulignée, basée sur le modèle d'intensité des soins et de complexité de l'assistance. Il est essentiel d'introduire le concept de « soins progressifs » comme base pour l'organisation de l'hôpital, nécessitant une réflexion approfondie sur la prise en charge du patient, avec une transition du principe d'accueil à la gestion de cas. La gestion de cas est considérée ici comme un processus collaboratif d'évaluation, de planification, de facilitation et de coordination des soins, nécessitant des modèles de travail d'équipes interdisciplinaires et interprofessionnelles. Enfin, il est nécessaire d'établir un *Plan National pour l'Assistance Socio-Sanitaire Territoriale* (PNT) comme levier pour une réorganisation efficace des soins territoriaux. La réorganisation de l'hôpital selon le modèle d'intensité des soins et de complexité de l'assistance est considérée comme plus complexe et nécessite une réflexion approfondie sur l'organisation et la prise en charge du patient.

Notes

1 Toutes les traductions des extraits et des citations de sources en italien et en anglais ont été réalisées par l'auteur.
2 Paolo Diana, Giovannipaolo Ferrari et Pietro Dommarco, « Introduzione. Oltre la pandemia, per una sociologia pubblica », in *Covid-19. Un mutamento sociale epocale* (pp. 14 à 50), Roma, Novalogos, 2021b ; Ernesto De Martino. *La Fin du monde. Essai sur les apocalypses culturelle*, traduit de l'italien et annoté sous la direction de Giordana Charuty, Daniel Fabre et Marcello Massenzio, Paris, Éditions de l'EHESS, 2016 [1977].
3 Source : https://www.radio-covid.it/ (Dernière consultation le 23/02/2024).
4 Professeur de sociologie à l'Université *Magna Græcia* de Catanzaro (Italie), il a été l'un des fondateurs et le premier président (2002-2005) de la *Société italienne de sociologie de la santé* (SISS), secrétaire (2005-2008) et ensuite membre (2008-2011) du conseil de la *Section de sociologie de la santé et de la médecine* de l'*Association italienne de sociologie* (AIS), président (2006-2010) de la *Société européenne de sociologie de la santé et de la médecine* (ESHMS), membre du Conseil (2010-2014) et vice-président (2014-2018) du *Comité de recherche 15* (*Sociologie de la santé*) de l'*Association internationale de sociologie* (ISA).
5 Diana, Ferrari et Dommarco, *op. cit.*, 2021b.
6 Michael Burawoy, « Prefazione. La sociologia ai tempi del Covid-19. Lettera dagli Stati Uniti », in *Covid-19. Un mutamento sociale epocale* (pp. 7 à 13), Roma, Novalogos, 2021a.
7 Guido Giarelli, « Tre lezioni che la pandemia ci ha insegnato per il nostro Servizio Sanitario Nazionale », in *Covid-19. Un mutamento sociale epocale* (pp. 118 à 132), Roma, Novalogos, 2021a.
8 Guido Giarelli, « Covid-19 and Social and Health Inequalities in Italy: A Syndemic Approach », *e-cadernos CES*, 2023, 39 ; Guido Giarelli, « The European Health Systems Facing the Covid-19 Outbreak: A Macro-Regional Approach », *Forum for Social Economics*, *51*(2), 2022, pp. 161 à 174 ; Guido Giarelli, « A Mediterranean paradigm? Convergence and divergence in the Southern European health care systems ». *Interface-Comunicação, Saúde, Educação*, 25, 2021 ; Giovanna Vicarelli et Guido Giarelli, « Tackling the Covid-19 pandemic. The Italian national health service in a comparative perspective ». *Rassegna Italiana di Sociologia*, *63*(3), 2022, pp. 555 à 584.
9 Giovanna Vicarelli et Guido Giarelli, *Libro Bianco. Il Servizio Sanitario Nazionale e la pandemia da Covid-19. Problemi e proposte*, Milano, Franco Angeli, 2021.
10 Michael Burawoy, *Public sociology*, New York, Polity, 2021b ; 2006 ; Paolo Diana, Giovannipaolo Ferrari et Pietro Dommarco, (a cura di), *Covid-19. Un mutamento sociale epocale*, Roma, Novalogos, 2021a ; 2021b, *op. cit.*
11 Amalia Diurni, « Les systèmes de santé en Italie et en Espagne », *Les Tribunes de la santé*, *51*(2), 2016, pp. 23 à 36.
12 Giovanna Vicarelli, « Le politiche sanitarie », in Ascoli, Ugo (Ed), *Il welfare in Italia* (pp. 79 à 101), Bologna, Il Mulino, 2011.
13 Giovanna Vicarelli et Elena Spina, "Disuguaglianze e Servizio Sanitario Nazionale: una contraddizione irrisolvibile", *Politiche Sociali/Social Policies*, 1, 2020, pp. 77 à 102.
14 En Italie, près de 90 % des dépenses de santé privées sont à la charge des citoyens. Source : GIMBE, « VI Rapporto GIMBE sul Servizo Sanitario Nazionale », Roma, Senato della Repubblica, 2023. https://www.quotidianosanita.it/allegati/allegato1696924905.pdf (Dernière consultation le 23/02/2024).
15 Guido Giarelli, "Il SSN italiano tra paradossi latenti e sostenibilità problematica", in *Il Servizio Sanitario Nazionale italiano in prospettiva europea. Un'analisi comparata* (pp. 15 à 60), Milano, Franco Angeli, 2019, p. 52.
16 Payé directement et exclusivement par le citoyen, de sa poche.
17 Giarelli, *op. cit.*, 2021a.
18 Selon la Fondation GIMBE, « au cours de cette période, la santé publique italienne a perdu près de 37 milliards d'euros, dont 25,4 milliards pour la période 2010-2015 en raison des réductions décidées par le gouvernement, et 12,1 milliards pour la période 2015-2019 dans le cadre d'une planification de désinvestissement convenue entre le gouvernement et les régions pour des raisons de finances publiques » (Nino Cartabellotta, « Manifesto per un nuovo Servizio Sanitario Nazionale », *MicroMega*, 3/16, 2020, p. 4, pp. 3 à 16). https://www.gimbe.org/report_

attivita/pubblicazioni/articoli/20200625-MicroMega.pdf (Derniere consultation 23/02/2024).
19 Guido Giarelli, "1978-2018: quarant'anni dopo. Il SSN tra definanziamento, aziendalizzazione e regionalizzazione", *Autonomie Locali e Servizi Sociali*, 60, 2017, pp. 455 à 482.
20 Marco Arlotti et Michele Marzulli, « La Regione Lombardia nella crisi sanitaria da Covid-19: ospedali, territorio e RSA », in Giovanna Vicarelli et Guido Giarelli, *Libro Bianco. Il Servizio Sanitario Nazionale e la pandemia da Covid-19. Problemi e proposte*, Milano, Franco Angeli, 2021, pp. 41 à 48.
21 *Ibid.*
22 *Ibid.*
23 Abdel R. Omran, « The epidemiological transition: A theory of the epidemiology of population change », *The Milbank Quarterly*, *49*(4), 1971, pp. 509 à 538.
24 S. Jay Olshansky et A. Brian Ault, « The fourth stage of the epidemiological transition: The age of delayed degenerative diseases », *The Milbank Quarterly*, *64*(3), 1986, pp. 355 à 391.
25 David S. Jones, « History in a crisis. Lessons from Covid-19 », *The New England Journal of Medicine*, 2020, pp. 1 à 3.
26 Charles E. Rosenberg, "What is an epidemic? AIDS in historical perspective", *Daedalus*, *118*(2), 1989, pp. 1 à 17.
27 Martin French et Eric Mykhalovsky, "Public health intelligence and the detection of potential pandemic", *Sociology of Health and Illness*, 2013, 35(2), pp. 174 à 187.
28 Legge Regionale 11 luglio 1997, n. 31, Norme per il riordino del servizio sanitario regionale e sua integrazione con le attività dei servizi sociali, *Gazzetta Ufficiale*, 3a Serie Speciale, Regioni n. 47 del 29-11-1997.
29 Legge Regionale 11 agosto 2015, n. 23, Evoluzione del sistema sociosanitario lombardo: modifiche al Titolo I e al Titolo II della Legge Regionale 30 dicembre 2009, n. 33, BURL n. 33, suppl. del 14 Agosto 2015.
30 Ancien directeur du département de la Protection civile de la Présidence du Conseil des ministres (2001) et ancien secrétaire d'État à la Présidence du Conseil avec une délégation sur la Crise des déchets à Naples, dans le quatrième gouvernement de Silvio Berlusconi (21 mai 2008). À partir du 2 novembre 2022, il a été nommé adjoint au Bien-être de la Région de Lombardie.
31 Giovanna Vicarelli et Guido Giarelli, Libro Bianco. *Il Servizio Sanitario Nazionale e la pandemia da Covid-19. Problemi e proposte*, Milano, Franco Angeli, 2021, p. 123.
32 Giovanna Vicarelli, « Da malato a cittadino: un percorso sociologico », in Giovanna Vicarelli (Ed), *Oltre il coinvolgimento. L'attivazione del cittadino nelle nuove configurazioni di benessere* (pp. 9 à 42), Bologna, il Mulino, 2016.
33 Diana, Ferrari et Dommarco, 2021 ; Ugo Ascoli et Giovanni B. Sgritta, « Logoramento dei legami sociali, sistemi di welfare e solidarietà di base », *La Rivista delle Politiche Sociali / Italian Journal of Social Policy*, 2, 2020, pp. 19 à 42, p. 38.
34 Giuseppe Costa, Cesare Cislaghi et Nicola Caranci, « Le disuguaglianze sociali di salute. Problemi di definizione e misura », *Salute e Società*, *8*(1), 2009.
35 WHO, *Constitution*, Geneva, World Health Organization, 1948.
36 Aaron Antonovsky, The salutogenic model as a theory to guide health promotion. *Health promotion international*, *11*(1), 1996, pp. 11 à 18.
37 Elinor Ostrom, *Governing the Commons. The Evolution of Institutions for Collective Action*, Cambridge-New York, Cambridge University Press, 1990 ; Stefano Rodotà, *Il diritto di avere diritti*, Roma-Bari, Laterza, 2013.

Variations

Alain Monnier

Doctorant, Université Paris Nanterre

Religion, tradition et communication : les cérémonies d'Achoura chez le Hezbollah chiite libanais

Résumé

Le Hezbollah a su utiliser les cérémonies d'Achoura au Liban et notamment les rites traditionnellement observés par les fidèles durant cette période, pour servir sa communication et ses objectifs politiques. En étudiant le contenu des discours et des latmiya ainsi que la mise en scène du Hezbollah, durant cet événement annuel important dans le calendrier religieux chiite, on tentera de saisir à l'aune de cet exemple la politique de communication du parti-milice libanais.

Abstract

Hezbollah was able to use the Ashura ceremonies in Lebanon, and particularly the rites traditionally observed by the faithful during this period, to serve its communication and its political objectives. By studying the content of the speeches and latmiya as well as the staging of Hezbollah during this important annual event in the Shiite religious calendar, we will attempt to understand the communication policy of the Lebanese militia party.

En examinant l'idéologie du Hezbollah, on constate des similitudes significatives avec d'autres organisations islamistes du monde musulman, telles que les Frères musulmans, ainsi que des groupes djihadistes salafistes comme al-Qaïda et Daech. Bien que ces organisations partagent la vision de rétablir un État islamique et de revitaliser la *Umma*, elles peuvent diverger sur les méthodes et les systèmes politiques à mettre en place pour appliquer le code politico-juridique de l'islam. De plus, la doctrine du « djihad » et du « martyre » est largement adoptée par ces groupes lorsqu'ils sont engagés dans un conflit armé. Comme le constate Joseph Alagha, « *jusqu'à présent, l'idéologie religieuse du Hezbollah continue de jouer un rôle important simplement parce qu'il est difficile de séparer le Hezbollah des préoccupations religieuses, puisqu'il s'agit d'un parti fondé sur la religion* »[1].

Cependant, le Hezbollah, en tant qu'organisation islamiste d'obédience chiite, a tout de même une certaine particularité sur le plan idéologique qui diffère des autres organisations islamistes présentes dans le monde sunnite. Cette spécificité est observable notamment à travers la communication politico-religieuse du « parti de Dieu »[2]. Nous avons choisi de développer, dans cet article, un domaine très représentatif de l'utilisation de certaines doctrines religieuses par le Hezbollah pour servir sa communication.

L'objectif est ainsi de comprendre la place qu'occupe la cérémonie annuelle d'Achoura dans la communication politique du Hezbollah. Pour cela, nous commencerons par nous pencher sur l'importance de cette cérémonie annuelle dans le monde chiite et, plus spécifiquement, pour le Hezbollah. Nous détaillerons ensuite les différentes techniques de propagande mobilisées par le « parti de Dieu » durant les cérémonies traditionnelles d'Achoura pour servir ses objectifs.

Mobiliser des combattants grâce au culte du « martyr » de la bataille de Kerbala

Le contenu des discours d'Achoura chez le Hezbollah

Avec l'émergence du Hezbollah au Liban à partir de 1982, les cérémonies d'Achoura deviennent l'occasion pour l'organisation chiite de s'approprier les rites et les conceptions déjà présents dans la communauté chiite libanaise, à des fins politiques. Il s'agit là d'un élément central et spécifique dans la communication politique du Hezbollah. En effet, Achoura permet aux chiites d'exprimer leur adhésion à la « révolte » entreprise par l'Imam Hussein face à Yazid Ier. Dans la rhétorique chiite, Hussein s'est levé contre l'injustice et l'oppression d'un tyran[3]. Ce petit-fils du Prophète[4] se serait sacrifié pour la bonne cause et n'aurait jamais accepté de se soumettre, alors que ses moyens humains et matériels étaient très inférieurs à ceux de ses ennemis. Le concept de « martyre », dans sa version chiite, émane de cet événement historique qu'est la bataille de Kerbala en l'an 61 de l'hégire qui s'est traduite notamment par la mort du fils d'Ali[5]. Dans l'islam, le concept général de

« martyre » signifie la mort d'un combattant musulman sur le front d'honneur. Ce « martyre » permet au musulman d'accéder rapidement au paradis et de jouir de différentes récompenses dans l'au-delà[6]. Dans la conception chiite du « martyre », il faut ajouter cette dimension « husseiniste », en lien avec la bataille de Kerbala. En effet, les Gardiens de la Révolution islamique iranienne exportent au Liban un chiisme politisé avec notamment le concept du « martyre » issu du massacre de Kerbala. Le dicton propagé et chanté par les Pasdarans[7], puis le Hezbollah, est : « *tout temps est Achoura, toute terre est Kerbala* »[8]. Selon Sabrina Mervin, pour le Hezbollah, « *il s'agit de montrer que la bataille de Kerbala n'est pas seulement un événement historique, mais qu'elle peut se reproduire n'importe quand, et de "relier Hussein à la résistance"* »[9]. En suivant cette logique, le combattant chiite doit inscrire son action dans la continuité de la bataille de Kerbala. Mourir en défendant la « justice » et en s'opposant à la « tyrannie » est le sens profond du « martyre husseiniste ». Ce « martyr » pourra alors atteindre des degrés élevés dans l'au-delà et rencontrer son « bien-aimé » Hussein, considéré par les chiites comme le « Maître des Martyrs »[10].

En partant de cette conception du « martyre », défendue par le « parti de Dieu » au Liban et théorisée dans sa littérature[11] et ses discours, nous pouvons comprendre l'importance que constituent les cérémonies annuelles d'Achoura pour le Hezbollah. En effet, la diffusion du « martyre husseiniste » permet une mobilisation efficace des jeunes chiites pour le combat contre Israël et, plus tard, contre les « Takfiristes » en Syrie.

Pendant les dix jours d'Achoura, le Hezbollah organise un rassemblement central, en soirée, dans la *Dahiyé*, au centre le Maître des Martyrs. Une fois sur deux, c'est le chef du Hezbollah qui intervient pour prononcer un discours politico-religieux, suivi d'un *majlis* ; un prêche religieux prononcé de manière émouvante durant lequel Cheikh Ali Slim récite une partie du massacre de Kerbala[12], censée provoquer les pleurs de l'auditoire. En effet, selon Sabrina Mervin, dans le chiisme, « *les larmes pour Hussein mènent le fidèle au paradis et le rapprochent de Dieu* [...]. *Ce rituel vise aussi à transmettre une histoire sacrée dont on tire des enseignements et des valeurs morales* »[13]. Enfin, la cérémonie se clôture par une *latmiya* ; un chant triste et galvanisant, récité au rythme des frappements des mains sur la poitrine, en hommage à Hussein et ses compagnons[14].

Durant les soirées d'Achoura, les discours de Nasrallah et des membres de la *Chûra* sont l'occasion pour les dirigeants du Hezbollah d'instruire les sympathisants. Notons que les prêches politisés sont l'un des premiers moyens de communication politique employés par le Hezbollah depuis son émergence au Liban[15]. En effet, en plus du concept de « martyre husseiniste » expliqué et défendu, ces discours permettent au Hezbollah de propager son idéologie partisane et défendre ses positions politiques.

Si nous étudions plus en détail le contenu de ces discours, nous comprenons à quel point cette cérémonie religieuse est utilisée par l'organisation chiite pour servir ses objectifs politiques. À titre d'exemple, lors de la cérémonie d'Achoura de 2002, Hassan Nasrallah consacre un discours entier pour démontrer que les États-Unis n'ont rien à apporter à la civilisation arabo-musulmane[16]. En effet, le 21 mars 2002, le chef du Hezbollah avance des chiffres et des statistiques – sans toutefois donner les sources – pour prouver à son auditoire que la civilisation américaine connaît une décadence et qu'elle est loin de pouvoir donner des leçons. Il affirme que la violence, le divorce et la délinquance aux États-Unis sont très élevés par rapport aux autres pays dans le monde[17]. Notons que ce discours s'inscrit dans un contexte de tension entre, d'un côté, l'administration américaine de George W. Bush et, de l'autre, l'Iran et l'Irak, suite aux attentats du 11 septembre 2001. Hassan Nasrallah termine en affirmant : « *Durant les élections américaines, les candidats sont en compétition pour avancer le plus grand nombre de promesses à Israël. Ces élections sentent la poudre, le sang et l'avidité du pouvoir.* [...] *Les seules choses importantes aux États-Unis sont la technologie, l'argent et la puissance. Mis à part ces trois éléments, les États-Unis ne possèdent rien d'intéressant.* [...] *En résumé, l'administration américaine est comme un monstre avide de pouvoir et de sang. Cependant, ce monstre – comme dans les films américains – prend l'apparence d'un bel homme costumé et parfumé* »[18].

Dans son discours, Nasrallah utilise plusieurs techniques relevant de la propagande. Tout d'abord, il avance des données sans jamais fournir de sources. Ensuite, dans ce passage, Nasrallah cherche clairement à diaboliser son « ennemi » en le comparant à un monstre hollywoodien.

Avec l'invasion de l'Irak, les discours d'Achoura prononcés par Nasrallah vont souvent cibler les États-Unis. Il veut démontrer que les néo-conservateurs américains sont très proches des « chrétiens sionistes », des évangélistes américains, très favorables à l'établissement d'un foyer juif en Palestine, afin d'accélérer le retour de Jésus-Christ[19].

Plus tard, lors de son intervention en Syrie, le Hezbollah profite de la cérémonie d'Achoura pour convaincre son auditoire de la légitimité de son action militaire sur le territoire syrien. Nasrallah consacre une partie de ses interventions, en 2014, pour démontrer le danger que constitue le courant wahhabite, prôné par al-Qaïda et Daech, pour les musulmans et pour le Moyen-Orient. En effet, il affirme durant la 3ème soirée d'Achoura, en 2014, que : « *Le danger des Takfiristes aujourd'hui, est similaire aux événements qui se sont produits en l'an 61 de l'hégire (massacre de Kerbala), car le mouvement takfiriste représente une menace pour l'islam* [...]. *Les massacres sont diffusés en direct et le résultat est une peur des non-musulmans vis-à-vis de l'islam !* [...] *Aujourd'hui, les musulmans sont présentés comme un groupe sauvage et sanguinaire* »[20].

Pour influencer plus efficacement le public chiite, Nasrallah intervient en personne, le 23 octobre 2015, à la veille du jour d'Achoura, et fait le lien entre le choix de l'Imam Hussein de combattre à Kerbala et le choix du Hezbollah de combattre en Syrie. Il inscrit son combat dans la continuité de celui de Hussein : « *N'ont-ils pas dit à Hussein et ses compagnons : "soit vous prêtez allégeance à Yazid* [...], *soit on vous tue, on vous décapite, on vous pille et on capture vos femmes" ?* [...] *Hussein savait où il posait ses pieds et connaissait les bonnes positions à prendre. Par conséquent, il a pris des positions catégoriques. Si nous devions choisir entre la mort et la soumission aux oppresseurs, eh bien Hussein nous a appris : "Si je dois vivre tristement avec des injustes, alors je ne verrais que le bonheur en mourant".* [...] *Je dis à ceux qui parient sur notre épuisement et comptabilisent nos martyrs* [...] *: à Kerbala tout le monde est tombé en martyr !* [...]. *Cette bataille (en Syrie) nous la menons avec conviction, clairvoyance* [...] *et nous finirons par la gagner si Dieu le veut* »[21].

Dans son discours, il utilise la technique de « l'appel à l'autorité » pour persuader son auditoire, en évoquant la position de Hussein, afin de justifier son intervention en Syrie et sa détermination à poursuivre ses combats.

Plus tard, lorsque l'administration Trump se retire de l'Accord de Vienne[22] avec l'Iran et décide d'amplifier ses sanctions à l'encontre de la République islamique, Nasrallah adopte un discours, durant Achoura, qui est loin de faire l'unanimité dans la communauté chiite. En effet, en 2019, durant la dernière soirée de cette commémoration, Nasrallah affirme sa solidarité avec l'Iran face aux États-Unis, tout en exprimant sa vision idéologique du conflit en lien avec la bataille de Kerbala. Le lendemain, lors du jour d'Achoura, Nasrallah est encore plus explicite dans son discours : « *Nous déclarons au monde entier : notre Imam, notre Guide, notre Maître, notre Bien-Aimé et notre "Hussein" à cette époque, est Son Éminence, l'Ayatollah, l'Imam, le Sayyed Ali Khamenei, que Dieu le préserve* »[23]. Ce passage d'Achoura nous prouve à quel point l'événement de Kerbala est utilisé par le Hezbollah pour servir son idéologie et ses objectifs politiques. Dans un contexte de tensions américano-iraniennes, Nasrallah exprime sa solidarité avec l'Iran en affirmant que l'ayatollah Khamenei est une incarnation de l'Imam Hussein. Cette image forte que cherche à dessiner Nasrallah ne peut être acceptée que par une partie des chiites, adeptes du *wilâyat al-faqîh24*. Pour les autres, comparer une figure sacrée et infaillible du chiisme à une personnalité « ordinaire » du monde contemporain est une exagération intolérable.

La tradition de la latmiya : chanter la politique à travers la religion

La *latmiya* fait partie des rites traditionnellement observés par les chiites durant Achoura. Ce chant de lamentation est récité par un chanteur spécialisé que l'on appelle un *radûd.* Les fidèles frappent leur poitrine de manière rythmée et répètent le refrain de la *latmiya.* Le contenu de ces chants de lamentation est avant tout poétique, souvent tragique, parfois galvanisant, et rend hommage à Hussein et ses compagnons. Durant Achoura, les *majlis* se terminent traditionnellement par une *latmiya* collective.

Ce chant religieux est à son tour utilisé par le Hezbollah libanais pour servir sa cause et ses objectifs. Sami Kleth, l'un des premiers *radûd* du « parti de Dieu », raconte l'histoire des premières *latmiya* du parti, qui prennent forme au lendemain de l'arrivée des Pasdarans au Liban, en 1982 : « *Après l'invasion israélienne, les frères iraniens des Gardiens de la révolution ont organisé des cycles d'entraînement. Alors, j'ai décidé de participer à l'un de ces cycles dans la Békaa. Par hasard, nous étions en période d'Achoura et les frères de la Garde chantaient des latmiya arabophones avec un accent persan. C'étaient plutôt des slogans que de la poésie.* [...] *Cette ambiance que nous avons vécue dans la Békaa, nous l'avons propagée plus tard dans les villages, ailleurs au Liban* »[25].

Le Cheikh Chafik Jarradeh, un clerc très proche du Hezbollah, affirme que les premières *latmiya* du Hezbollah se diffusent suite à des initiatives personnelles de poètes militants dans l'organisation chiite naissante[26]. Rapidement un nouveau genre de *latmiya* se diffuse au Liban.

Yehia Hodroj, un *radûd* de l'époque, affirme que les *latmiya* avant la Révolution islamique sont différentes de celles chantées après 1979[27]. Il affirme aussi que Ahangaran et Asakeri sont les deux premiers *radûd* qui ont chanté des *latmiya* faisant le lien entre Kerbala et l'action armée du Hezbollah[28]. En effet, en plus de la *latmiya* traditionnelle, les militants du Hezbollah diffusent une *latmiya* politisée et révolutionnaire que Cheikh Chafik Jarradeh appelle la « *latmiya* djihadiste »[29]. Selon Michel Tabet, les rituels d'Achoura servent « *la mobilisation de masse du Hezbollah et une vision révolutionnaire du monde orientée vers la lutte contre Israël* »[30]. D'après Sami Kleth, cette nouvelle forme de *latmiya* laisse un impact sur les esprits du public beaucoup plus que les slogans criés lors des rassemblements. Effectivement, ce phénomène s'explique par le fait que ce type de *latmyia* permet d'exprimer des convictions politiques, tout en faisant appel au sentiment religieux des chiites[31].

Rapidement, la « *latmiya* djihadiste » devient un moyen de communication politique et de mobilisation presque systématique. Durant les années 1980, même les responsables politiques ou militaires, comme Hassan Nasrallah et Moustafa Chahada, n'hésitent pas à terminer leurs discours en chantant une *latmiya32.*

De plus, la *latmiya* n'est pas seulement utilisée lors des cérémonies d'Achoura. En effet, lors des funérailles des « martyrs », des « *latmiya* djihadistes » sont systématiquement chantées pour galvaniser les participants. L'une des plus célèbres de l'époque est chantée pour la première fois par Abou-Hassan Chamran. En voici une traduction du refrain : « *Oh Abâ Abdallâh (Hussein), nous sommes la Umma du Hezbollah. Dans la voie de Khomeiny nous périrons, dans le sentier d'Allah* »[33]. Dans une autre *latmiya* chantée lors des funérailles, il est dit : « *Dans la voie de Khomeiny, nous sommes amoureux du martyre. Nous avons prêté allégeance à Khomeiny en tant que Guide* »[34]. Ces slogans, en forme de *latmiya,* prononcés dans les années 1980, ont contribué à la formation d'une identité partisane propre au Hezbollah[35] et a forgé un esprit de corps chez les sympathisants. D'ailleurs, ces anciennes *latmiya* sont encore chantées lors des funérailles des « martyrs » du « parti de Dieu » car elles ont imprégné l'esprit collectif des sympathisants. Chafik Jarradeh affirme que la *latmiya* a l'avantage « *de creuser profondément dans notre nature et notre identité révolutionnaire* [...] *en lien avec l'Imam Hussein* »[36], ce qui explique l'efficacité de ce moyen communicationnel au sein de la communauté chiite au Liban. Pour le poète libanais chiite Fadi Hodroj, le succès de ces *latmiya* réside dans le fait qu'elles sont simples à comprendre et à prononcer. Par conséquent, elles fonctionnent de la même manière que les slogans politiques criés dans les manifestations[37].

La « *latmiya* djihadiste » permet de faire la promotion du combat armé contre Israël en partant de l'idéologie djihadiste du Hezbollah. Le *radûd* libanais Asakeri est célèbre pour sa *latmiya* qui incite les chiites à mener le djihad. Voici son refrain : « *Le djihad ! Le djihad ! Les jours de passivité sont achevés. Oh les Opprimés, c'est le temps du djihad !* »[38]. Pour sa part, le *radûd* Sadek Ahangaran est connu pour une très ancienne *latmiya* au ton émouvant, consacrée à Jérusalem, dont le refrain est : « *le drapeau de Jérusalem culmine. Nous sacrifions nos esprits pour le défendre* »[39].

Le *radûd* Abou-Hassan Chamran affirme qu'au début, les *latmiya* étaient élaborées entre amis « *autour d'une tasse de thé* »[40]. L'enregistrement était rudimentaire : « *je demandais aux fidèles dans la mosquée, après avoir terminé la prière, de se regrouper autour de moi pour enregistrer une nouvelle latmiya* »[41]. Plus tard, le Hezbollah s'est doté de groupes musicaux ; *Wilâya* semble être le groupe officiel du « parti de Dieu ». Il prend forme durant les années 1980 et se spécialise dans les hymnes et les *latmiya.* Ses productions sont ensuite vendues en cassette audio dans les médiathèques islamiques et diffusées sur la radio al-Nour[42].

Aujourd'hui, la *latmiya* joue toujours le même rôle au sein des sympathisants du Hezbollah. Lorsque ce dernier décide d'intervenir en Syrie, des *latmiya* sont chantées durant Achoura, en hommage aux « martyrs » morts en Syrie pour « défendre le sanctuaire de Zeynab », une sœur de Hussein, présente lors de la bataille de Kerbala. Toutefois, une nouvelle tendance est à noter. Des groupes de *radûd* partisans du Hezbollah, comme Hussein Ajmi et Hussein Ayach, organisent des soirées *latmiya* qui ne se déroulent pas seulement durant Achoura. Elles attirent les plus jeunes parmi les sympathisants. En plus des *latmiya* « cultes » des années 1980, cette nouvelle génération de *radûd* propose de nouvelles *latmiya*. Le style est nouveau, sûrement importé d'Iran. Il s'agit de *latmiya* très poétiques et émouvantes. Cependant, le contenu politique reste très présent.

Le Hezbollah a su s'approprier efficacement les rites traditionnels d'Achoura pour servir sa communication politique. Le discours d'Achoura est devenu un discours politisé pour convaincre l'auditoire et faire passer un message politique. La figure de Hussein est utilisée de manière à faire la promotion de la théorie de *wilâyat al-faqîh*, propre à l'idéologie du « parti de Dieu », et à propager la culture du « martyre ». L'action politico-militaire du Hezbollah est inscrite dans la continuité de la bataille de Kerbala afin de légitimer l'action de l'organisation chiite aux yeux de sa communauté. Enfin, les *latmiya* constituent un rite chiite, employé à son tour par le Hezbollah et peut-être même dévié de sa fonction initiale afin de galvaniser et mobiliser les militants et sympathisants.

Influencer un public-cible à travers la mise en scène durant Achoura

La mise en scène du pouvoir selon Georges Balandier

Dans son ouvrage *Le Pouvoir en scène*, paru en 1992, l'anthropologue Georges Balandier insiste sur le fait que le pouvoir nécessite une « théâtralisation » qui lui permet d'exprimer sa puissance devant son public. Dans son étude, il démontre que, dans l'Histoire, le pouvoir politique a toujours fait appel aux symboles, aux rites ainsi qu'aux cérémonies pour se mettre en scène et exprimer sa puissance. Il affirme que « *la scénographie politique, la production d'images et d'effets restent des nécessités. La charge symbolique de la fonction souveraine doit être conservée, bien que les apparences techniciennes soient multipliées* »[43]. À notre époque, cette nécessité persiste. Seuls les moyens utilisés pour mettre en scène ce pouvoir ont évolués. En effet, à l'ère des médias de masse et de l'émergence du net, les politiciens disposent d'une marge de manœuvre beaucoup plus large. G. Balandier affirme dans ces conditions que le « *politique ne disparaît pas, il change de forme* »[44]. Toujours selon lui, la théâtralisation permet au pouvoir d'engendrer « *une autorité plus spectaculaire que celle dite de routine parce que sans surprises* » 45.

Cet auteur évoque une forme de théâtralisation qui s'impose à notre étude : il s'agit de « la formulation religieuse ». Pour Balandier, cette formulation « *fait de la scène du pouvoir une réplique ou une manifestation de l'autre monde. La hiérarchie est sacrée [...] et le souverain relève de l'ordre divin, y appartenant ou en tenant son mandat* ». Cependant, il ne s'agit pas de la seule formulation qui permet une théâtralisation du pouvoir. En effet, après avoir donné l'exemple des régimes totalitaires, socialistes et populistes d'Amérique latine, Balandier affirme que « *tout pouvoir politique obtient finalement la subordination par le moyen de la théâtralité, plus apparente dans certaines sociétés que dans d'autres ; parce que les différences de civilisations les rendent à des degrés inégaux "spectaculaires"* »[46]. Les moyens utilisés pour cette théâtralisation sont variés. Les commémorations permettent de faire appel à l'histoire, l'héritage et la mémoire commune tandis que les manifestations permettent d'exposer les valeurs défendues. Enfin, cet auteur mentionne un dernier moyen qui est celui de l'exécution permettant de mettre en scène la force de ce pouvoir. Pour notre sujet de recherche, il s'agira plutôt des combats filmés et des parades, permettant au Hezbollah de faire une démonstration de force pour dissuader ses ennemis et séduire un public-cible.

Par conséquent, la mise en scène est aussi un moyen de communication politique qui peut être utilisé dans la propagande et le marketing politique. Elle permet notamment d'influencer un public-cible et d'obtenir de sa part une adhésion plus forte. Cependant, ce moyen de communication n'est pas fondé sur des éléments objectifs, comme souvent pour le discours politique et le dialogue, et ne s'inscrit donc pas dans une conception délibérative de la communication politique. La mise en scène fait appel au subjectif pour produire un effet « spectaculaire », selon le terme employé par G. Balandier. Il s'agirait donc de faire appel au « sensationnel » pour persuader émotionnellement le public-cible et non le convaincre raisonnablement.

L'exemple de la mise en scène de Hassan Nasrallah durant Achoura en 2016

Aujourd'hui, Hassan Nasrallah est la personnalité politique et religieuse la plus reconnue dans la communauté chiite au Liban. Les membres de cette communauté reconnaissent à Nasrallah un charisme fort, étayé par un discours vertueux. Considéré comme un homme modeste, sincère, mais aussi courageux et noble, Nasrallah remplit amplement son rôle de guide aux yeux de ses sympathisants[47]. En 2011, selon l'hebdomadaire américain *Time*, Nasrallah est classé pour la première fois dans les « 100 personnes les plus influentes dans le monde »[48]. Quant au monde arabe, il est classé par *The Muslim 500* dans les trente premières personnes les plus influentes, tous les ans, depuis 2009[49].

Pour construire cette image, le Hezbollah use de méthodes de communication élaborées, notamment durant Achoura, qui permettent de mettre en scène cette figure de guide[50]. Les interventions de Nasrallah devant ses sympathisants sont l'occasion pour l'organisation chiite de lui forger une image de « guide sacré ». Un événement en particulier permet de comprendre les méthodes de mise en scène employées par le « parti de Dieu » pour atteindre cet objectif.

La dernière intervention en personne de Hassan Nasrallah, devant ses sympathisants, est emblématique des méthodes de mise en scène employées par le Hezbollah. Le 11 octobre 2016 au soir[51], Sayyed Nasrallah surprend en arrivant à la tribune, lors de la dernière soirée d'Achoura. Notons que cette soirée est significative dans le chiisme car elle précède le grand jour d'Achoura qui célèbre le martyre de Hussein. Durant cette soirée, les fidèles sont censés renouveler leur serment d'allégeance envers Hussein et, plus généralement, envers les Imams infaillibles. C'est aussi l'occasion pour le « parti de Dieu » de galvaniser ses sympathisants pour rassembler le plus grand nombre de fidèles le lendemain matin.

Avant l'arrivée de Hassan Nasrallah, le « parti de Dieu » a pris l'habitude de faire intervenir sur la tribune un homme qui récite un poème révolutionnaire pour accueillir le chef de l'organisation chiite. Il s'agit du poète libanais Ali Abbas, militant du Hezbollah. Ce poème, récité avec un ton enthousiaste et galvanisant, se termine par l'invitation de Hassan Nasrallah à venir dans la tribune. C'est à ce moment-là que les sympathisants découvrent que « le Sayyed »[52] va intervenir en personne et non à travers un écran. Ali Abbas déclare, dans une interview[53] avec la chaîne de télévision libanaise al-Jadeed, que ses poèmes sont devenus une tradition qui précède les interventions de Sayyed Nasrallah.

Ces foules sont galvanisées par ce poème avant même l'apparition de Nasrallah. Le culte de la personnalité est entretenu de façon absolue grâce à un programme élaboré en amont durant ce type de cérémonie. Les mises en scène pour affirmer « la figure sacrée » de Hassan Nasrallah[54] devant ses sympathisants continuent durant cette cérémonie. Après l'arrivée du secrétaire général à la tribune, les foules exaltées par son apparition crient des slogans qui expriment leur admiration pour Narallah : « *labayk ya Nasrallah* » (à tes ordres Nasrallah). Mais la mise en scène ne s'arrête pas là. Des militants installés dans les premiers rangs de la salle commencent à lire un chant inscrit sur des cartes distribuées à l'avance. Le chef du Hezbollah se tient alors face à la foule, le visage fermé avec un air déterminé.

Les images diffusées par les médias lors de cette scène nous rappellent étonnament les images des Gardiens de la révolution face à l'ayatollah Khomeiny lors de ses discours. Hassan Nasrallah est face aux sympathisants qui crient le chant que l'on vient d'étudier. Le message théâtralisé n'est pas seulement destiné aux sympathisants présents lors de cette cérémonie. L'événement est diffusé en direct sur la chaîne télévisée du Hezbollah. En effet, selon Michel Tibet, « *la télévision al-Manar s'impose comme l'un des organes principaux de transmission de l'idéologie du Hezbollah* »[55]. Ces images visent à montrer cette figure de « guide sacré » à toute la communauté chiite au Liban. Par ces mises en scène minutieusement élaborées, le Hezbollah cherche à persuader ses sympathisants de la sacralité de Nasrallah.

Pour reprendre l'analyse de Georges Balandier, la formulation religieuse de cette théâtralisation est observable notamment en arrière-plan, sur les images affichées derrière le chef du Hezbollah, durant son discours. En effet, derrière Nasrallah apparaît une silhouette représentant des événements de Kerbala. On peut imaginer que la femme captive en tchador est Zeynab. Elle tient dans ses bras Roqaïa, une fille de Hussein, devenue orpheline après le massacre de Kerbala[56]. Elles sont difficilement identifiables pour un non-initié vu qu'elles sont représentées tout en noir, comme s'il s'agissait d'ombres mais cette image est très parlante pour les fidèles chiites. Devant cette image, Nasrallah incarne les valeurs de la famille prophétique. Il s'agit aussi d'un moyen d'asseoir sa légitimité politique à travers la religion. Le choix de représenter Zeynab et Roqaïa n'est pas anodin. En effet, les sanctuaires de ces deux personnages importants dans le chiisme se trouvent à Damas, là où le Hezbollah est engagé militairement depuis 2013.

Conclusion

L'analyse des discours, des *latmiya*, ainsi que de la mise en scène orchestrée par le Hezbollah lors d'Achoura, révèle que cette cérémonie annuelle constitue une opportunité pour l'organisation de manœuvrer avec efficacité les éléments religieux et traditionnels présents au sein de la communauté chiite. Ce faisant, le Hezbollah exploite ces aspects à des fins de communication politique et de mobilisation de son public. La religion, en particulier, se positionne comme un pilier fondamental de l'idéologie du Hezbollah, servant non seulement de socle central, mais également comme un moyen de maintenir sa légitimité auprès de la population chiite libanaise, dans le but de préserver son soutien.

Le discours politico-religieux prononcé par le chef du Hezbollah au cours de ces cérémonies joue un rôle crucial dans la diffusion de l'idéologie de l'organisation islamiste chiite au sein de sa communauté, tout en défendant les positions politiques adoptées par les dirigeants du « parti de Dieu ». Les discours de Nasrallah pendant Achoura, accompagnés d'une mise en scène soigneusement orchestrée, revêtent une importance particulière, notamment lorsqu'il prend la parole en personne à la tribune plutôt que de recourir à un grand écran, car ils contribuent à entretenir son charisme et à consolider son image en tant que « guide sacré », telle que souhaitée par le Hezbollah. En ce qui concerne les *latmiya*, celles-ci se révèlent être un moyen efficace de mobiliser et de galvaniser les militants et sympathisants au sein de la communauté chiite libanaise. De plus, elles servent à stimuler le moral des combattants pendant les périodes de conflit.

Enfin, il est évident que les rites et doctrines associés à Achoura ne sont pas mobilisés dans la communication politique des organisations islamistes sunnites, étant donné que cette cérémonie annuelle est propre à l'islam chiite, qui constitue une minorité au sein du monde musulman.

Notes

1 Joseph Alagha, "Hizbullah's Conception of the Islamic State", in *Les mondes chiites et l'Iran*, Paris, Édition Karthala, 2007, pp. 87 à 112.

2 C'est ce que j'ai pu confirmer dans mon travail de thèse.

3 *Ibid.*

4 Sabrina Mervin, « Le théâtre chiite au Liban, entre rituel et spectacle », in *Itinéraires esthétiques et scènes culturelles au Proche-Orient*, Beyrouth, Presses de l'IFPO, 2007, pp. 57-75.

5 Fariba Adelkhah, « Le chiisme est mortifère », in *Les Paradoxes de l'Iran. Idées reçues sur la République islamique*, Paris, Le Cavalier Bleu, 2013, pp. 107 à 113.

6 Aggoun Atmane, « Le martyre en Islam. Considérations générales », in *Études sur la mort*, vol. 130, n° 2, 2006, pp. 55 à 60.

7 Les Gardiens de la Révolution iranienne arrivent au Liban durant l'été 1982 et participent à la fondation du Hezbollah libanais.

8 Al-Manar, *Jihâduna husseînî* [notre djihad est "husseiniste"], documentaire diffusé le 12 septembre 2019 : https://urlz.fr/hakT.

9 Sabrina Mervin, « Le théâtre chiite au Liban, entre rituel et spectacle », *op. cit.*

10 Institut Le Maître des Martyrs, *les majlis émergents*, Beyrouth, Édition al-Maaref, 2009, p. 5.

11 *Ibid.*, p. 9-13.

12 *Ibid.*, pour voir le contenu de ces prêches récités durant les *majlis* du Hezbollah.

13 Sabrina Mervin, « Le théâtre chiite au Liban, entre rituel et spectacle », *op. cit.*

14 Haidar Hamdani, « En Irak, le "rap islamique" chiite fait des étincelles », Arras, *Capital*, 6 mai 2019.

15 Olfa Lamloum, « Le Hezbollah au miroir de ses médias », in *Le Hezbollah : état des lieux*,

Paris, Actes Sud, 2008, pp. 21 à 45.
16 Discours de Hassan Nasrallah, prononcé le 21 mars 2002 : https://urlz.fr/gT26.
17 *Ibid.*
18 *Ibid.*
19 Prisca Perani, « Les chrétiens sionistes aux États-Unis », in Religion, société et politique aux États-Unis, Nanterre, *Matériaux pour l'histoire de notre temps*, n° 75, 2004, pp. 76 à 85.
20 Discours de Hassan Nasrallah, retranscrit sur le site officiel du Hezbollah, le 28 octobre 2014 : https://urlz.fr/oK52.
21 Discours de Hassan Nasrallah, prononcé le 23 octobre 2015 : https://urlz.fr/ms1s.
22 L'Accord de Vienne est signé le 14 juillet 2015 par les États-Unis, l'Iran et d'autres pays. Cependant, les États-Unis décident se retirer de cet accord le 8 mai 2018.
23 Discours de Hassan Nasrallah, prononcé le 10 septembre 2019 : https://urlz.fr/ms2t.
24 Théorie politico-religieuse du pouvoir adoptée par l'ayatollah Khomeiny et appliquée en Iran après la Révolution. *Wilâyat al-faqîh* donne les pleins pouvoirs au théologien-juriste chiite, durant « l'Occultation » du 12e Imam du chiisme.
25 Al-Manar, *Jihâduna husseînî* [notre djihad est "husseiniste"], *op. cit.*
26 *Ibid.*
27 Al-Manar, *Fan moqawem* [l'art résistant], documentaire diffusé le 28 février 2021 : https://urlz.fr/h6dG.
28 *Ibid.*
29 Al-Manar, *Jihâduna husseînî, op. cit.*
30 Michel Tabet, « Mises en scène du martyre de Husayn : Du rituel à la communication numérique », in *Autour des morts de guerre : Maghreb – Moyen-Orient*, Paris, Éditions de la Sorbonne, 2013, pp. 215 à 232.
31 *Al-Manar, Jihâduna husseînî, op. cit.*
32 *Ibid.*
33 Al-Manar, *Jihâduna husseînî, op. cit.*
34 *Ibid.* ; Voir aussi : Michel Tabet, « Mises en scène du martyre de Husayn : Du rituel à la communication numérique », *op. cit.*
35 Al-Manar, *Fan Moqawem, op. cit.*
36 Al-Manar, *Jihâduna husseînî, op. cit.*
37 Al-Manar, *Fan Moqawem, op. cit.*
38 Disponible en bande audio [en ligne], depuis le 13 août 2020, sur YouTube : https://urlz.fr/gZgQ.
39 Disponible en bande audio [en ligne], depuis le 18 avril 2018 sur YouTube : https://urlz.fr/gZgX.
40 Al-Manar, *Jihâduna husseînî, op. cit.*
41 *Ibid.*
42 *Ibid.*
43 Georges Balandier, *Le pouvoir sur scènes*, Paris, Fayard, 1992, p. 113.
44 *Ibid.*, p. 169.
45 *Ibid.*, p. 11.
46 *Ibid.*, p. 13.
47 Aurélie Daher, *Le Hezbollah. Mobilisation et pouvoir*, Paris, Presses Universitaires de France, 2014, pp. 221 à 249.
48 *Ibid.*
49 *Ibid.*
50 *Ibid.*
51 « Sayyed Nasrallah assiste en personne, devant la foule, à un *majlis* d'Achoura au Centre le Maître des Martyrs », Téhéran, *Tasnim News*, 11 octobre 2016.
52 Terme communément utilisé par les sympathisants pour évoquer Hassan Nasrallah. Notons que le terme « Sayyed » est un titre honorifique attribué aux descendants de la famille du *Prophète*, surtout lorsqu'il s'agit d'un clerc.
53 Al-Jadeed, *Nous sommes mobilisés dans tous les fronts*, mini-reportage incluant un entretien avec Ali Abbas, diffusé le 20 septembre 2018.

54 « Cheikh Hassan Nasrallah, chef charismatique du Hezbollah », Bruxelles, *La Libre,* 12 juin 2006.
55 Michel Tabet, « Mises en scène du martyre de Husayn : Du rituel à la communication numérique », *op. cit.*
56 Pour plus de détails sur ces personnages respectés dans le chiisme : Sabrina Mervin, « Le théâtre chiite au Liban, entre rituel et spectacle » , *op. cit.* Notes de lecture

Robert Bistolfi

Comité de rédaction de Confluences Méditerranée

Santo Subito ?

À la mort du pape Jean-Paul II, ce ne fut qu'un cri : Santo subito ! C'est-à-dire : *Proclamons-le Saint tout de suite !* Bien que polonais et réactionnaire, il avait su séduire le petit peuple de Rome. L'on n'a découvert qu'ultérieurement certains côtés contestables de l'homme ; des réserves se sont alors exprimées, trop tard.... Douchée jadis par l'expérience de canonisations trop hâtives, l'Église catholique, institution ayant de la bouteille, avait pourtant, depuis longtemps, arrêté de strictes règles de procédure pour l'instruction du dossier des appelés à la sainteté. Tout cela avec des grades dans l'élection, et le franchissement de sas. L'ancien *Avocat du diable* devenu *Promoteur de justice* veille à la rigueur de l'instruction. Le document romain fixant la procédure émane de la *Congrégation des causes des saints*. Il fait une centaine de pages ! Avec un certain pragmatisme, l'Église se laisse parfois bousculer et accepte de précipiter sa décision : ce fut le cas, on l'a vu, pour Jean-Paul II. Mais s'il y eut des imprudences, des dérapages plus ou moins contrôlés, le comportement de base de l'Église demeurait la prudence. On laissait du temps au temps, cela pour parvenir à une plus exacte appréciation des vertus de l'appelé. On pense aujourd'hui à tout cela en observant l'emballement politico-médiatique qui a accompagné la disparition de Robert Badinter. *Santo Subito !* clame-t-on, et on le panthéonise déjà. La presse l'a très majoritairement fait. Courant après l'événement, Emmanuel Macron et Yaël Braun-Pivet ont pris le train en marche, ayant dû entrevoir là le bénéfice politique à tirer personnellement d'une adhésion populaire qui leur est refusée ailleurs. Certes, nul ne nie la hauteur de vue morale et la beauté formelle du fameux discours où Robert Badinter a affronté des députés très partagés, et obtenu un vote d'abolition de la peine de mort. Ce fut un haut fait d'armes, et un moment où le meilleur de l'héritage des Lumières fut invoqué ; mais à ce stade, et contre une instruction bâclée de la panthéonisation, un avocat du diable inviterait à considérer quelques faits autres. On constaterait tout d'abord que la France ne faisait que s'inscrire dans un mouvement abolitionniste général, où beaucoup d'autres pays l'avaient précédée. Pour ne parler que de l'Europe, quelques dates : Portugal (1867), Pays-Bas (1870),

Danemark (1933), Italie (1947), Allemagne (1949), etc. L'abolition était inéluctable. Par ailleurs, que Robert Badinter ait été un juriste éminent, nul ne le nie. Cela suffit-il pour en faire un héros ? Longtemps – pendant trente ans – il fut avocat d'affaires, sans engagement ni militantisme progressiste franchement affirmé. Ensuite, il accompagna fidèlement François Mitterrand dans les tours et détours de son ascension, puis de son magistère politique. Hors France, son engagement touchant à l'instauration et à l'élargissement du champ d'action de la justice internationale est connu. Mais, sur un dossier que les terribles événements de Gaza ont remis au premier plan de l'actualité, celui des droits des Palestiniens, la belle voix de Robert Badinter se fit plutôt discrète. L'on méditera ainsi sur une de ses prises de position, à l'UNESCO, en 2017. Depuis trois-quarts de siècle, les droits des Palestiniens ont été niés par Israël, et Robert Badinter développe benoîtement ceci : « *Je ne vais pas discuter ici de la légitimité des droits des uns et des autres, ni de la meilleure solution pour parvenir à la fin de ce conflit, c'est en d'autres enceintes qu'il faut en débattre. Mais le fait est là. Ce qui est certain, c'est qu'à la faveur du conflit israélo-palestinien, l'antisémitisme s'est à nouveau largement déployé sous la dénomination d'antisionisme. Il faut avoir la lucidité de reconnaître que, sous cette dénomination qui renvoie au sionisme, ce sont bien les Juifs, et les Juifs partout dans le monde, qui sont visés. Et je dirai que l'antisionisme n'est en profondeur rien d'autre que l'expression contemporaine de l'antisémitisme, c'est-à-dire de la haine des Juifs.* » La dénonciation de l'antisionisme fournit là un dérivatif facile, et dans les « autres enceintes » qui sont évoquées – celle où la justice internationale essaie artisanalement de faire prévaloir le droit sur le rapport des forces – sa voix a été peu entendue. L'avocat du diable, encore lui, observera que lorsqu'il s'engage en tant qu'avocat, c'est pour défendre l'État d'Israël. Il le fait, fin décembre 2019, devant la Cour Pénale Internationale (CPI) qui avait été saisie par l'Autorité Palestinienne. Une « *enquête sur les éventuels crimes de guerre commis depuis juin 2014 en Israël-Palestine* » avait été réclamée. Présentée par ses avocats – dont Robert Badinter – la défense d'Israël avait conclu au rejet, et il est vrai que ce rejet était fondé en droit (uniquement pour des raisons de compétence et de procédure). Mais il demeure que Benyamin Netanyahou jouait depuis plus de vingt ans un rôle politique de premier plan, et qu'il avait depuis toujours affiché la couleur, à savoir son refus de tout État palestinien. Défendre Israël dans un tel contexte n'était pas anodin. On fera observer que, vue par le petit bout de la lorgnette, l'œuvre d'un homme, fût-il grand, révèle toujours des zones d'ombre. Mais s'agissant de la Palestine, la zone d'ombre se fait tâche. Alors qu'en Israël la solution à deux États dont il soutint le principe était niée formellement dans son principe et systématiquement sapée dans les faits, sa dénonciation du racisme, de l'apartheid et de la colonisation ne s'afficha pas avec la détermination qu'il sut afficher sur d'autres dossiers.[1] Peu avant sa mort, s'il estime toujours que « *la sécurité des Israéliens passe par l'émancipation des Palestiniens* », la balance des souffrances n'est toujours pas égale pour cet humaniste : son « Je *suis inquiet pour Israël* » n'est tempéré par aucune évocation sensible de la souffrance des Gazaouis. Il a critiqué Jean-Luc Mélenchon et la défense intransigeante des droits des Palestiniens par la France Insoumise, mais ne l'a pas fait frontalement, sur le terrain du droit international, sur celui aussi de la philosophie politique et morale, où le dossier palestinien est solide. Il l'a fait latéralement, en semant le doute sur les motivations de ces acteurs militants, en les suspectant surtout de lorgner vers les banlieues « *à la recherche d'un prolétariat de substitution* », d'avoir « *par petite politique sans doute, abandonné nos principes essentiels, ceux de Jaurès* », et, « *en se détournant des Lumières et de l'universalisme, d'avoir une vision communautariste de la gauche* ».[2] Face à un débat de fond éludé, chacun jugera d'un « *deux poids, deux mesures* » qu'il faut bien acter. En écho à une déclaration célèbre de Albert Camus, tout cela s'éclaire par cette reconnaissance en forme d'aveu à propos d'Israël : « *Même si mon frère a tort, c'est mon frère* ».[3] Le tableau se brouille ; l'avocat du diable voudrait compléter un dossier trop hâtivement bâti ; et l'on retrouve la vieille sagesse ecclésiale qui demandait de laisser du temps au temps...

Notes

1 Cf. Denis Sieffert, *Quand Badinter pensait contre lui-même*, Politis, 13 février 2024.
2 Cf. Maurice Szafran, *Les dernières confidences de Robert Badinter*, Challenge, 11/2/2024.
3 Cf. Denis Sieffert, *op. cit.*

Notes de lecture

Sabri Giroud (dir.),
La Palestine en 50 portraits, De la préhistoire à nos jours

Paris, Riveneuve, 2023

Alors que dans sa hargne génocidaire, Israël s'efforce non seulement de détruire la société palestinienne, mais aussi et peut-être surtout d'effacer toute trace de son histoire et de son patrimoine dans l'espace de la Palestine, devenue Israël, ce livre arrive à point pour répondre à ce projet. Car « *comme le vieux sycomore à l'énorme ramure, lui-même issu d'un autre sycomore, l'homme de Palestine, nourri de la racine des pierres, est là depuis toujours* », insiste dans un beau préambule l'archéologue Jean-Baptiste Humbert.

Lui-même archéologue et « artisan du voyage », Sabri Giroud s'est donné pour mission de faire connaître la Palestine, dans sa diversité et dans son ancrage temporel. Avec son agence Diwan Voyage il propose des circuits, randonnées, excusions, à la rencontre des habitants et des sites naturels ou historiques. C'est dans le même esprit qu'il a conçu ce recueil de « 50 portraits », de Noura, chamane natoufienne, à Yasser Murtaja, jeune journaliste gazaoui, tué par un sniper israélien lors de la Grande Marche du Retour de mars 2018 ; de Flavius Joseph, le grand historien juif témoin de la destruction du Temple, à Ishaq Shami, écrivain juif arabe de Palestine, auteur de récits en arabe et en hébreu sur la vie des paysans et François Abou Salem, créateur de la troupe des Hakawati, et tant d'autres, hommes et femmes, humbles ou célèbres, juifs, chrétiens, musulmans (parfois peu concernés par la religion), combattants politiques ou militants culturels.

Pour cela, il a sollicité autant de spécialistes, principalement français et palestiniens, historiens, politistes, spécialistes de littérature ou d'art, essayistes, journalistes, qui ont ainsi élaboré des portraits aussi vivants que possible, appuyés sur des sources solides, parfois accompagnés d'illustrations, d'extraits de leurs œuvres ou de témoignages de leur époque. Ajoutons que les auteurs n'hésitent pas à rendre compte des controverses autour de certaines personnalités, qu'il s'agisse de Sanson, Jésus de Nazareth, mais aussi de Hajj Amin al-Husseini ou Yasser Arafat. Un livret iconographique et une riche bibliographie viennent compléter l'ouvrage et témoigner de la rigueur du travail réalisé.

Si près de la moitié de l'ouvrage est consacré à des personnalités du passé, de l'antiquité au 19e siècle, la plus grande partie évoque « *La Palestine dans la tourmente* » et ce long 20e siècle où s'exacerbe progressivement le conflit entre le projet sioniste et une société palestinienne vivante et diverse, qui résiste par tous les moyens à ce qui lui apparaît comme une spoliation. Une société qui résiste par la culture, l'art et la littérature, avec Ghassan Kanafani, assassiné à 36 ans à Beyrouth par le Mossad, pour qui l'écriture est une « *arme de résistance* » ; Mahmoud Darwich, qui grandit à Haifa, est emprisonné à maintes reprises et finit par s'exiler à Beyrouth, où il « *construit une patrie avec les mots* », mais revendique de renouveler l'écriture poétique arabe, sans s'enfermer dans le rôle de porte-voix de la résistance ; Edward Saïd, « *palestinien de naissance et par choix* », dont l'engagement critique consiste à transmettre un récit en opposition radicale au discours dominant ; mais aussi le dessinateur et caricaturiste Naji al-Ali, père du célèbre Handala, « porte-parole des opprimés et des sans-voix ».

Les femmes sont nombreuses à contribuer à cette affirmation, comme Karima Abboud, pionnière de la photo dans les années 30, ou Khadijeh Habashneh, qui participe à la création de l'institut national du cinéma palestinien à Beyrouth dans les années 70 – où l'on a le cœur serré d'apprendre qu'un fonds de 8 000 photographies, acheminé clandestinement vers Gaza après le départ des Palestiniens de Beyrouth en 1982, a probablement disparu dans les récents bombardements israéliens.

A travers ces portraits, c'est la société palestinienne que l'on découvre dans sa réalité quotidienne, dans sa diversité, ancrée dans la richesse et la profondeur de son passé.

Elisabeth Longuenesse

René Otayek
Féministes arabes du Levant. Portraits de femmes libres

L'Orient des livres,Non-lieu, 2023

Reprendre le chemin du passé pour souligner certains de nos égarements du présent, voilà ce qu'a remarquablement opéré René Otayek dans son nouvel ouvrage consacré aux féministes arabes du Levant. Double égarement devrions-nous dire. Celui d'un Occident qui peut parfois réduire les femmes arabes à être par essence assignées à un statut inférieur. Celui aussi de certains courants de l'islam qui voudraient les enfermer dans des camisoles fonctionnelles et vestimentaires. Pour renvoyer ces deux discours à leurs limites, sinon leurs apories, René Otayek a eu cette belle idée de porter son regard sur 16 femmes dont les vies ont marqué leur temps et au-delà. Qu'elles soient artistes, militantes politiques, journalistes ou universitaires (sans qu'il y ait forcément d'exclusivité des domaines), que leur religion soit le christianisme ou l'islam, toutes ont en commun d'avoir fait montre d'une extraordinaire liberté, au rebours de ces représentations aussi définitives que négatives.

Plutôt que sur l'ensemble du monde arabe, c'est sur le Levant que le directeur de recherche émérite au CNRS met la lumière pour regarder ces femmes dont l'engagement impressionne. Ce choix du Levant, qui va de l'Irak à l'Egypte en passant par la Syrie, le Liban et la Palestine, René Otayek l'assume. Non pas qu'il fasse de cette région la seule qui ait vu émerger un féminisme arabe. D'autres sous-régions du monde arabe ont aussi vu se dresser des figures porteuses d'une éthique émancipatrice. Mais le féminisme de la région du Levant, dont est issu l'auteur, est suffisamment abondant, sans avoir à élargir le regard au risque de perdre de vue ses spécificités. Et puis, ce choix géographique se justifie aussi par l'histoire tant cette région levantine a été en pointe dans le mouvement.

René Otayek restitue chacun des portraits avec sa finesse d'essayiste et son expertise de politiste. On se plaît à apprendre beaucoup de ces femmes qui nous subjuguent et nous touchent à la mesure de leur audace. Mais, pour que ce livre ne soit pas qu'une galerie de portraits tous aussi riches les uns que les autres, René Otayek offre une belle introduction qui donne à voir comment ces femmes inscrivent leur action et leur pensée dans l'histoire mouvementée de la région. Cette introduction offre une très belle synthèse de la traversée séculaire d'une région qui a connu le meilleur dont ces figures de femmes ardentes, et le pire dont la liste est malheureusement trop abondante.

Puis l'auteur propose deux séquences de cette traversée. C'est d'abord la *Nahda* qui sert de matrice à l'engagement de ces pionnières féministes. Ce mouvement de renaissance culturelle et politique, qui a voulu célébrer l'arabité après des siècles d'effacement, a trouvé dans certaines femmes du Levant des incarnations. Elles sont nées dans un moment où les imprimeries, la presse et l'instruction facilitaient la circulation des idées, sans compter que leur milieu d'origine leur était souvent favorable. Rares sont en effet ces pionnières à avoir été aux marges économiques de sociétés encore très marquées par un dualisme social. Mais, de ce privilège, elles ont fait une voie d'émancipation plus ou moins affirmée contre l'ordre établi, que ce soit l'ordre patriarcal et/ou l'ordre colonial. Et cela depuis les salons littéraires qu'elles ont pu fonder jusqu'aux engagements publics les plus audacieux et les plus risqués.

Ce sont ensuite les lendemains des indépendances qui vont voir émerger les « Héritières » à la suite des « Dames de la *Nahda* ». Dans cette seconde partie, on croise de grandes personnalités féminines qui se sont trouvées au cœur d'un autre paradigme géopolitique, fait de promesses mais aussi de tragédies, depuis la catastrophe (*Nakba*) de la défaite des Arabes contre Israël en 1948, jusqu'au « revers » (*Naksa*) de la Guerres des Six jours en 1967, en passant par les affrontements idéologiques de la guerre froide, les autoritarismes et les fracturations communautaires. En croisant tous ces vents, ces héritières ont su porter haut les couleurs du féminisme, qu'elles ont souvent croisées avec une aspiration universelle, celle de la dignité de chacun et de tout peuple. A l'heure où le Levant fait face à des tragédies, que ce soit l'anéantissement de Gaza par Israël, l'effondrement du Liban en proie à ses prédateurs, la Syrie en prise à son dirigeant sanguinaire, l'Irak soumis aux pesanteurs communautaires ou l'Égypte exposée à l'autoritarisme renforcé, ce livre nous rappelle que ce combat pour la dignité est plus que jamais d'actualité, et qu'il passe pour une bonne part par l'engagement des femmes.

Pierre Blanc

CONFLUENCES Méditerranée

BON DE COMMANDE

Nom .... **Prénom**

Adresse

Code postal... **Ville**

E-mail... **Pays**

Cochez la case

- Achat d'un exemplaire : 21 € ☐
- Abonnement annuel de 4 numéros (France) : 62 € ☐
- Abonnement annuel (Étranger) : 68 € ☐
- Abonnement de soutien : 94,50 € ☐

Je souhaite recevoir ☐ exemplaires du n° ☐

TOTAL

Bon de commande à adresse à :

Éditions L'Harmattan
5-7 rue de l'École polytechnique
75005 Paris

ou

Revue CONFLUENCES Méditerranée
50 rue Descartes
75005 Paris

Date et signature :

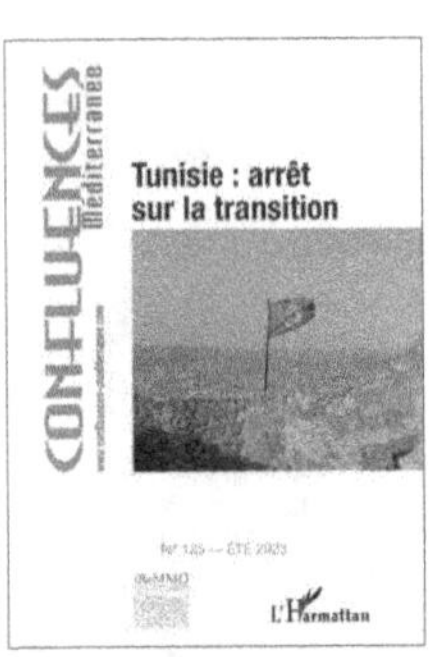

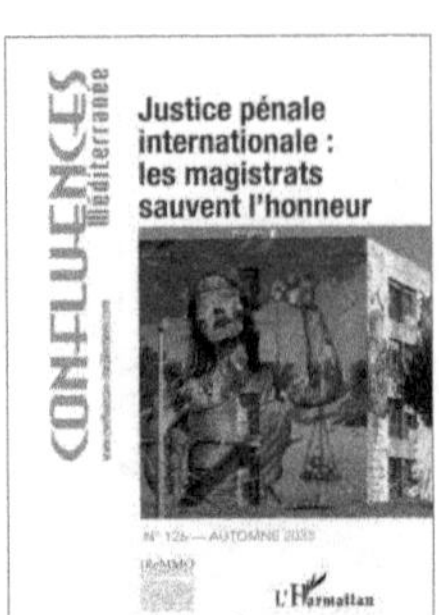

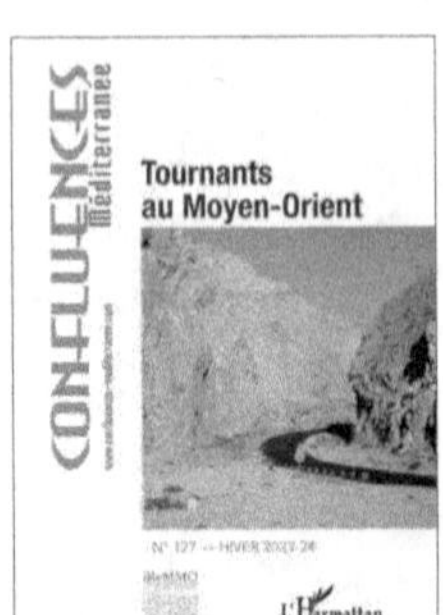

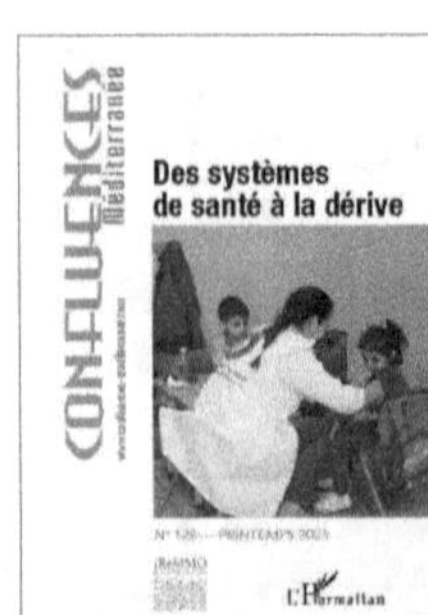

CONFLUENCES Méditerranée

Les numéros parus

Automne 1991	1	Des immigrés dans la cité
Hiver 1991-1992	2	La sécurité en Méditerranée
Printemps 1992	3	Maghreb, la démocratie entre parenthèses ?
Automne 1992	4	Face à l'État, la permanence des minorités
Hiver 1992-1993	5	Les flux migratoires
Printemps 1993	6	Les replis identitaires
Été 1993	7	L'Europe et la Méditerranée
Automne 1993	8	Balkans : l'implosion ?
Hiver 1993-1994	9	Repenser le Proche-Orient
Printemps 1994	10	Villes exemplaires, villes déchirées
Été 1994	11	Comprendre l'Algérie
Automne 1994	12	Mouvements islamistes en Méditerranée
Hiver 1994-1995	13	Bosnie
Printemps 1995	14	Les immigrés, entre exclusion et intégration
Été-Automne 1995	15	Corruption et politique en Europe du Sud
Hiver 1995-1996	16	Islam et Occident, la confrontation ?
Printemps 1996	17	Femmes et guerres
Été 1996	18	Palestiniens et Israéliens, la paix humiliée
Automne 1996	19	Passions franco-algériennes
Hiver 1996-1997	20	Terrorismes et violence politique
Printemps 1997	21	Le Maghreb face à la mondialisation
Été 1997	22	La France et le monde arabe
Automne 1997	23	La Turquie interpelle l'Europe
Hiver 1997-1998	24	Les immigrés entre imaginaire et droit
Printemps 1998	25	La parole aux Algériens. Violence et politique en Algérie
Été 1998	26	Israël, une nation à la recherche d'elle-même
Automne 1998	27	Femmes et islamisme
Hiver 1998-1999	28	Méditerranée, l'inévitable dialogue
Printemps 1999	29	Armée et pouvoir
Été 1999	30	Kosovo
Automne 1999	31	Transition politique au Maroc
Hiver 1999-2000	32	Islam et laïcité, parcours européens
Printemps 2000	33	Politique et religion en pays d'islam
Été 2000	34	Une nouvelle donne pour les Kurdes
Automne 2000	35	Euro-Méditerranée, un projet à réinventer
Hiver 2000-2001	36	Corse, les enjeux de l'après-Matignon
Printemps 2001	37	Israël-Palestine : la violence ou le droit
Été 2001	38	Balkans : démocratisation et replis identitaires
Automne 2001	39	Maghrébins de France
Hiver 2001-2002	40	La Méditerranée à l'épreuve du 11 septembre
Printemps 2002	41	Sexualité et sociétés arabes
Été 2002	42	L'immigration bouscule l'Europe
Automne 2002	43	Israël-Palestine après le 11 septembre
Hiver 2002-2003	44	Un printemps syrien
Printemps 2003	45	La face cachée de l'Algérie
Été 2003	46	L'élargissement de l'Europe vu du Sud
Automne 2003	47	Liban, État et société : la reconstruction difficile
Hiver 2003-2004	48	Discriminations ethniques
Printemps 2004	49	La nouvelle question d'Orient
Été 2004	50	Sport et politique
Automne 2004	51	Régimes politiques et droits humains au Maghreb
Hiver 2004-2005	52	Turquie : la 28e étoile ?
Printemps 2005	53	Nouveaux enjeux du Proche-Orient
Été 2005	54	Israël, l'enfermement
Automne 2005	55	Palestine ?
Hiver 2005-2006	56	Où va le Liban ?
Printemps 2006	57	Musulmans de France
Été 2006	58	Eau et pouvoirs en Méditerranée
Automne 2006	59	Femmes et islamisme
Hiver 2006-2007	60	Lignes de faille
Printemps 2007	61	La montée des périls
Été 2007	62	Mémoire et réconciliation
Automne 2007	63	La France et la Méditerranée
Hiver 2007-2008	64	Justice pénale et politique internationale
Printemps 2008	65	L'Iran, une puissance virtuelle ?
Été 2008	66	Chrétiens d'Orient
Automne 2008	67	Un automne méditérranéen
Hiver 2008-2009	68	Italie : le grand bond en arrière ?
Printemps 2009	69	Médias : stratégies d'influences
Été 2009	70	Liban, de problèmes en crises
Automne 2009	71	Souveraineté économique et réformes en Algérie
Hiver 2009-2010	72	La Palestine en débat : 1945-2010
Printemps 2010	73	Nations et territoire : quelles institutions ?
Été 2010	74	La Méditerranée sans l'Europe
Automne 2010	75	Égypte : l'éclipse
Hiver 2010-2011	76	Stratégies islamistes
Printemps 2011	77	Révoltes arabes : premiers regards
Été 2011	78	Le Maroc : changements et faux-semblants
Automne 2011	79	Bouleversements stratégiques dans le monde arabe ?
Hiver 2011-2012	80	L'Europe méditerranéenne en crise
Printemps 2012	81	Algérie : 50 ans après
Été 2012	82	Égypte, Tunisie : de la rue aux urnes
Automne 2012	83	La Turquie d'aujourd'hui au miroir de l'Histoire
Hiver 2012-2013	84	Qatar
Printemps 2013	85	Mobilisations dans les villes arabes
Été 2013	86	Palestine : 20 ans après
Automne 2013	87	Méditerranée : mare nostrum pour les migrants ?
Hiver 2013-2014	88	Iran : nouvelle donne ?
Printemps 2014	89	Tragédie syrienne
Été 2014	90	Afriqu'Orient
Automne 2014	91	La question énergétique en Méditerranée
Hiver 2014-2015	92	Le Liban
Printemps 2015	93	Roms et Tsiganes en Europe méditerranéenne
Été 2015	94	Crises sans frontières
Automne 2015	95	L'islam de France : nouveaux acteurs, nouveaux enjeux
Hiver 2015-2016	96	La politique française au Moyen-Orient
Printemps-Été 2016	97	Iran/Arabie saoudite : une guerre froide
Automne 2016	98	Partis et partisans dans le monde arabe post-2011
Hiver 2016-2017	99	Syrie : entre fragmentation et résilience
Printemps 2017	100	Printemps perdu de Méditerranée
Été 2017	101	Des frontières dans tous leurs États
Automne 2017	102	Terrorisme(s)
Hiver 2017-2018	103	Genre et violences de guerre au Moyen-Orient
Printemps 2018	104	Moyen-Orient : le pivot russe
Été 2018	105	États, nations, communautés
Automne 2018	106	République et islam : défis croisé
Hiver 2018-2019	107	Turquie : retour de l'autoritarisme
Printemps 2019	108	Agriculture et politique : des champs d'insécurité
Été 2019	109	La Chine : nouvel acteur méditerranéen
Automne 2019	110	Jordanie : une stabilité de façade
Hiver 2019-2020	111	Mondes du travail : mutations et résistances
Printemps 2020	112	Liban : la guerre de 1975-1990 dans le rétroviseur
Été 2020	113	Iran : en quête d'équilibre
Automne 2020	114	Jeux de pouvoirs au Maghreb
Hiver 2020-21	115	Révolutions et contre-révolutions dans le monde arabe
Printemps 2021	116	Irak : un destin tragique
Été 2021	117	Pouvoir(s) en Palestine
Automne 2021	118	Libye : guerres et convoitises
Hiver 2021-22	119	Israël : contradictions d'une démocratie coloniale
Printemps 2022	120	Méditerranée : notre mer au XXIe siècle
Été 2022	121	De la politisation des racismes et antiracismes en France
Automne 2022	122	Pouvoir des armées, armées au pouvoir
Hiver 2022-23	123	Sécurité en Méditerranée : acteurs et stratégies
Printemps 2023	124	Caucase, Asie-centrale : au-delà du Moyen-Orient
Été 2023	125	Tunisie : arrêt sur la transition
Automne 2023	126	Justice pénale internationale : les magistrats sauvent l'honneur
Hiver 2023-24	127	Tournants au Moyen-Orient
Printemps 2024	128	Des systèmes de santé à la dérive

Retrouvez l'intégralité des numéros sur le site www.confluences-mediterranee.com

www.ingramcontent.com/pod-product-compliance
Lightning Source LLC
LaVergne TN
LVHW010929061026
849535LV00007B/2306